大展好書　好書大展
品嘗好書　冠群可期

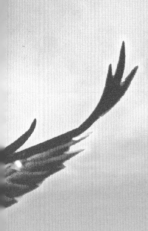

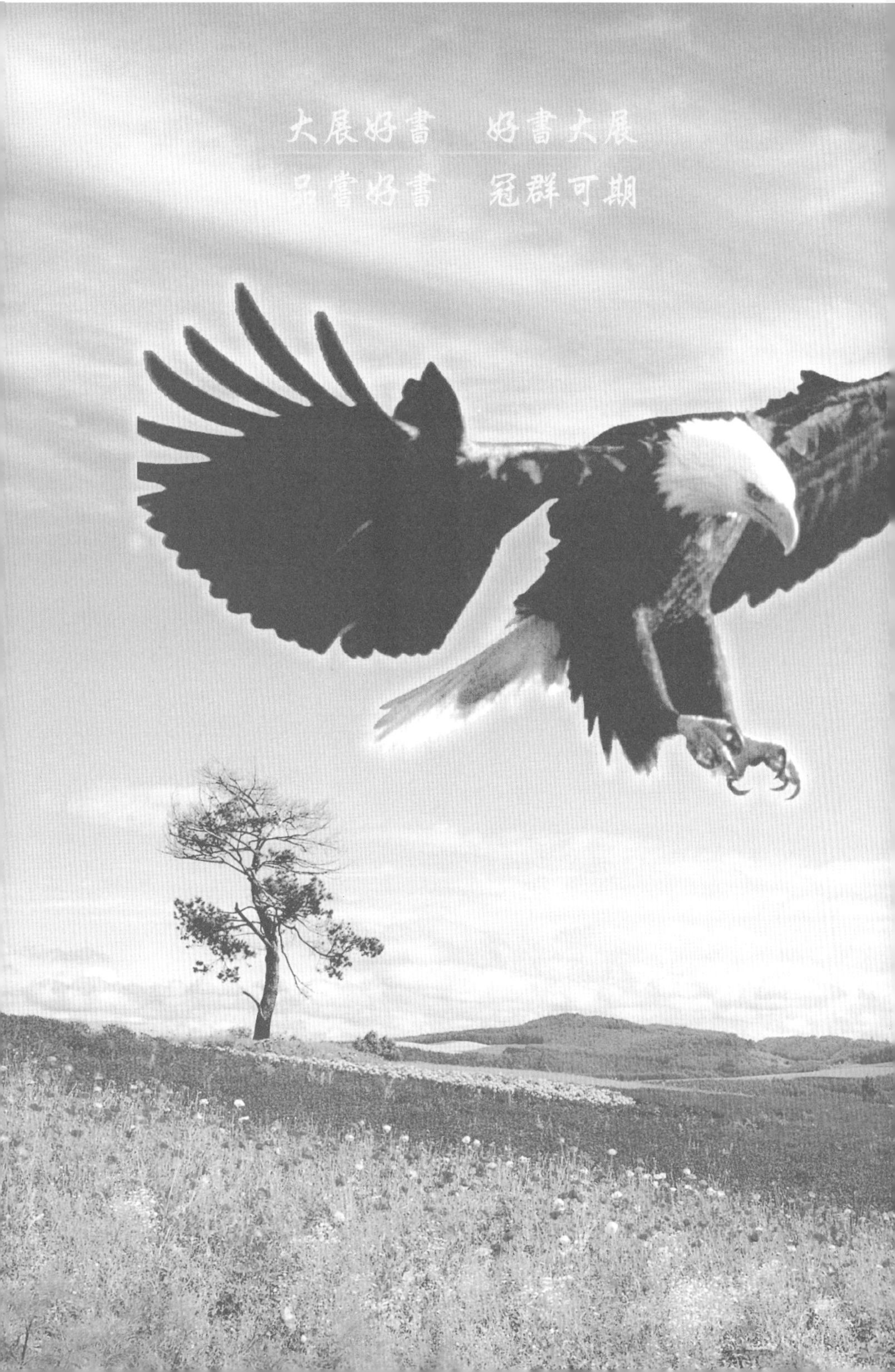
大展好書　好書大展
品嘗好書　冠群可期

導引術之身心健康法

陳成玉 編譯
陸　明 整理

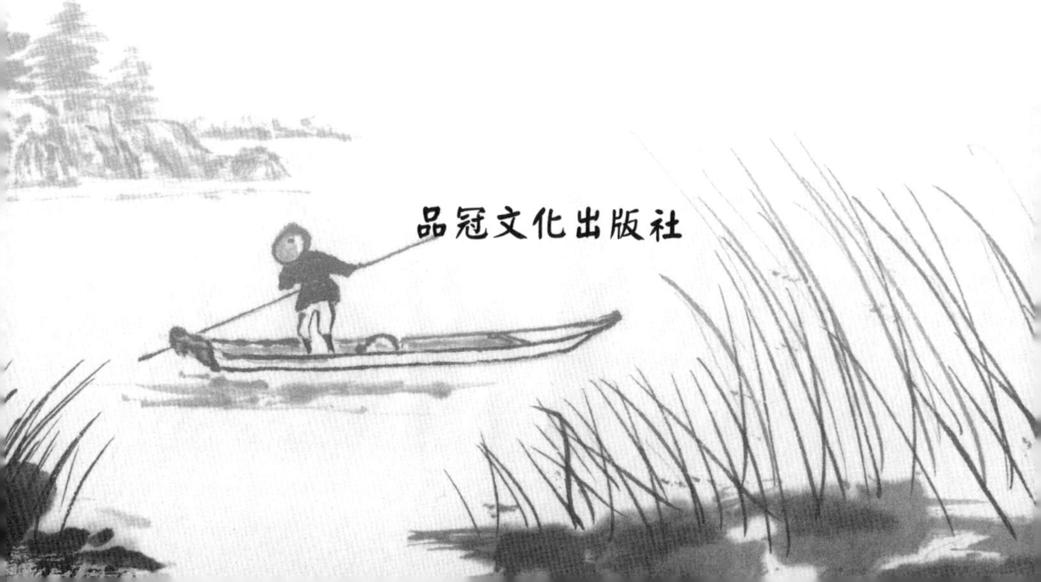

品冠文化出版社

前言

與人交際無法圓滿；在人面前容易臉紅；夫妻間有不悅對方的習癖；對於工作、讀書提不起勁；感到人生無意義；和異性交往不順利………。

諸如這些內心的煩惱，都可以藉導引術來消除，因為實際上內心的煩惱，都是由於自己沒注意到的身體疾病所造成。

導引術對於當今醫學上不易治好的疾病，具有極佳的治療效果。自從出版了導引術——《治病、美容》以來，急遽的受到了多數人的喜愛。

導引術本是為了使身心健康、無老化現象，常常保有清爽的姿態，而研究出來的技法，它的最大特色，是使身、心為一體。

導引術是經人以口相傳下來的中國古老道家秘法。當初我也僅是傳給那些經人介紹、知道效果而想學習的人，可是現在自然環境惡化，以及患有現代社會所帶給人們的精神緊張、焦慮症者日增，所以我毅然決然的公開出書。

本書內容包括：一、導引術使身、心健康，二、導引術使人際關係得心應手，三、導引術使家庭生活美滿，四、導引術能消除對異性的煩惱，五、導引術使您更積極的工作或讀書，六、導引術使人生變得愉悅等六章。

本書以治療內心煩惱為主，是因為想讓讀者知道，導引術並非只對身體健康有用，對於心理的健康也極有效果。人的身與心是密切不可分的，身體得病，心理也將不健康，反之亦然。

導引術活用身與心的自然相互關係，使身心同時恢復健康，這是導引術所以能真正消除內心煩惱的緣故。但願本書能帶給一個人，甚至眾人身心健康，而有著美滿充實的人生。

目錄

第四章　導引術能消除對異性的煩惱……一一一

第一章

導引術使身、心健康

——治好身體就能解除內心煩惱

腐蝕心靈的真正原因何在

要真正解除人們心裡的煩惱，我確信，沒有比導引術更良好的方法了。為什麼導引術能治療內心的煩惱呢？在說明之前，首先介紹下列的例子。

林先生認為在公司總是被人盯著觀察，而深受一份莫名壓力，甚至變成神經衰弱的狀態，因此來和我磋商。

林先生畢業於所謂的二流大學，但通過公司入試的難關，而就職於一流貿易公司已一年。林先生雖然認為值得誇傲，但進入公司後，環視周圍的人都是一流大學畢業，自己並不認輸，可是總有抬不起頭來的感覺。

有一天，他忽然察覺到，坐在斜對面的一位年紀不小而未婚的女同事盯著他看。林先生在這一瞬間，覺得自己的自卑感似乎被人看穿，又感到似乎周遭的人，均用眼睛在觀察：這個二流大學畢業的人，到底做多少事？他有著被人當傻瓜看待的感覺。

以後他每天更認為做事決不能失敗，所以工作一直戰戰兢兢的。林先生本來就不善於交際，與同期進入公司的同伴們一起聚餐時，也不能和同伴談得來。因此，自己認為是一個不能與人好好相處的人，他腦子總縈繫著以後漫長的上班生活，不知要如何渡過，因而變成了神經衰弱的狀態。

林先生不能與人好好交往的原因，除了自己有二流大學畢業的自卑感外，另有一個更大的因素，就是口臭。

在高中時代，他曾有一位很要好的女朋友，是同班的女同學，在交往中，林先生漸漸感到她並非只是他的女朋友，而且已成為他不可或缺的女伴。

在三年級時的某一天，林先生毅然的向她表白了自己的愛慕之心，想親吻她。但她說：「你只是我普通的朋友而已。」拒絕了林先生親吻的要求。

「我們那麼好，為什麼只是普通朋友呢？」

他向她問了許多次，她還是不太想回答，最後終於說：「大家都說，你的嘴裏有奇怪的臭味啊！」然後哭著離去。

此次失戀的經驗，對林先生來說，是極大的打擊，以後，與人說話時，他都儘量遠離對方，而且斜著臉來說話。

他感到很羞恥，也無法和人商量，去讓醫生醫療也不知能否治好，就是去讓醫生檢查的勇氣都沒有。

於是林先生說，他想藉工作來忘掉口臭。

當然這事是林先生後來才坦白向我說的，起先和公司的人來往不順利，來和我商量時，他把臉扭一旁說話，我覺得有點奇怪，向他問了許多問題。

雖然林先生將有關內心的煩惱做了種種說明，但對於口臭的事，則隻字不提。

我觀察他的臉色和腹部體形後，認為他的胃和腎臟不好。開門見山的問他：「你是否因口臭才將臉扭一旁嗎？」

突然變得很緊張，臉色發白的他，眼中浮著淚水問我：「還是可以知道很臭嗎？」

我回答說：「不，因距離遠，不知道，但是看你的身體大概可以察覺出來。」

林先生所以不能和人順利交際，是由於身體上有毛病的緣故，當然我立刻教導了他去除口臭的導引術。

根本原因治癒，視線恐懼症亦消除

在指導林先生以導引術治療口臭症時，我問他：

「你說大家都盯著你看，公司裏的人有這種空閒嗎？」

他說：「大家工作都很忙。」

林先生任職於開發新客戶的部門，他自己從早上九點，到下午五點為止，為了整理傳票及應付客人，忙得不可開交，幾乎連喘氣的時間也沒有。

我說：「仔細想一想，你發覺盯著你看的視線是何時呢？那又是誰？」

稍微思慮一下，林先生說：

「總是覺得一直被人盯著看，若要說是誰，似乎只有一位比我先進公司的女職員，她坐在我的斜對面，我時常擔心她的視線。」

「你和她談過話嗎？」

「我總覺得被人看透心意似的，雖然和她是同一部門的同事，不過儘量不接近她。」他這樣回答。

我建議林先生，到公司不妨試著和那女同事交談，然後婉轉地問她為何盯著自己看，「或許迷上了你也說不定喲」，我加油添醋這樣的說著，林先生對於我故意戲弄他，臉上出現不悅之色。

過了一段時間以後，我和家人聽著林先生的報告，大家都捧腹大笑。

林先生提起勇氣接近那位女職員，和她搭訕，她很平易近人，這才發現到她患有輕微斜視，而且又有嚴重的近視，因為容易出汗，所以不帶眼鏡。

由於我們笑得太過分，林先生臉上顯得有些不高興，我對他說：「大部分的人都為自己的事而忙碌，不會有空閒一直去注意他人，你受自己的自卑感影響，而認為可能別人也這麼想，事實上不會有這種事，總之，你一直如此地想像別人，才不能和他人好好交往，這是自己的因素，你已明白了吧！」

陷入畏首畏尾狀態的林先生，終於能在公司和他的女同事交談，並克服了被人盯視的心理煩惱，這是藉導引術治癒了口臭的實例。

林先生現在已經沒有口臭的肉體上煩惱，二流大學畢業的自卑感也消失了，在公司內積極、有幹勁的工作著。

為何目前的方法均無法解除心中的煩惱

像林先生的例子可知，內心的煩惱實在是身體的不適，或身體狀況不正常所導致的較多。用導引術來治療腐蝕內心的身體毛病或身體的不正常狀況，內心的煩惱自然亦可消除。

有關身體狀況不正常之處，自己沒有注意到的頗多，大部分的人雖然注意到生理的煩惱，但不會將它考慮到與內心有關。

有一點必須指出的是，人的內心是與身體同為一體的，決不可分離，不懂這點的人很多，為了使各位了解導引術為何能解除心裡的困惱，我要做個解說。

許多人似乎對於內心與身體的關係，都有茫然不知的感覺。身體狀況不好時，就會焦躁不安、意志消沈，反之內心有困惱或工作上費神時，胃部就會疼痛。由此可知，心與身是合而為一的。

但即使是感到「有關係」的人，事實上也並非真正的如此想，這點在已成為疾病的問題時，就可以得到證明，幾乎所有的人均認為，心緒和身體是分開考慮的。

例如，感到身體不正常或生病時，幾乎所有的人所想到的，是如何使身體好起來，因此就去讓醫生檢查，接受治療或吃藥，或是鍛鍊身體。還有患神經衰弱或憂鬱病、為自卑感而困惱的人，則考慮看精神科醫生或心理學家，或是藉讀人生論或宗教的力量來治療。

即身體是身體，心理是心理，這就是認為心和身是完全不相關的。

像這種將心與身分開，是所謂西洋醫學方式的觀念。西洋醫學在此長期時間內，一直將心病和身體的疾病分開，而研究其不同的治療法。身體藉身體來治療，心理上則有這方面的專門醫生來治療。

雖然最近對此情形有反省的動態，但如何做才好呢?似乎已到束手無策的境況。

結論還是心理的問題僅治療心理，效果是有限的。身體的疾病也是一樣，因為人的心緒和身體是不可分離的。

心理問題僅考慮到內心是無法治癒

心與身是被分開來考慮，只要到書局去看看就可知道。最近學生或公司職員時常閱讀有關心理方面的書，在書局裏此類的書也一大堆。內容從敘述有關神經衰弱、憂鬱等心病的精神醫學，到心理治療法及各種鍛鍊心理的書籍，實在是琳瑯滿目，而雜誌方面也常常刊登有關心理問題的專輯。

這類書所以很多，表示內心抱有煩惱的人很多，就另一觀點而言，其實也沒有解決心理問題的有效方法，不然，若真正有解決內心煩惱的對策，就沒有必要尋找、閱讀各種書籍了。

常有許多人由於神經衰弱，或其他各種心理問題，來向我請教。在這些人當中，大部分也曾尋找、閱讀這類書，或嘗試各種治療法，卻無法得到預期的效果，即使一時有效，都只是暫時性。

因此，許多人深信心理的問題不容易治療，而求助的人仍然很多，雖然內心煩惱，卻難於啟口。例如，年輕女性患有男性恐懼症，說出來覺得可恥，同時也認為不是那麼簡單就可以治療的。

像這樣認為心裏的煩惱不容易治療，是以為心理問題只能針對內心來治療。因此，若說「導引術能治療心理問題」，可能多數的人都半信半疑。

神經衰弱者身體會變得僵硬

導引術是配合穴道與呼吸的醫療法，是藉著呼吸使身體的肌肉往各種角度與方向運動，就可以恢復體力、治療疾病，進一步能使老化的身體變得更年輕的健康法。

然而導引術並非僅是肉體上的健康法，使人的心與體合一，是導引術的一大特點。

例如，因神經衰弱或憂鬱症而煩惱的人，都依其症狀來施行導引術。

這對於有著「心緒是心緒，身體是身體」觀念的人來說，是不太容易理解：心病為何要活動身體。

可是看看那些患神經衰弱症或憂鬱症者的身體，可以知道即使是年輕人的身體也很僵硬，讓他們做做導引術時，就會感覺身體無法隨心所欲的移動，這即是內心不靈活而使身體也變得僵硬。

而且並不只是神經衰弱或憂鬱症會如此，例如，頭腦遲鈍無法靈活思考事情的人，頭或肩部也將變得僵硬；對於他人說話需要傾耳聽的人，耳部的形態也是如此僵直，長久以來習慣的思考方法，都會影響到身體。

內心的不靈活與身體的僵硬，若不同時醫治，是無法真正治癒心病的，而身體的僵硬，若放任不在意，就有生出病端之虞。做了導引術以後能夠治好僵硬症，使身體恢復柔軟，身體變得柔軟，心病也必能治好。

除了神經衰弱或鬱悶症以外，一般內心的煩惱，也顯示出心與身體是有密切關係的。例如醜覥的人，在他人面前會怯場，或內向性格的人不擅於與人交際。這些情況大多認為是性格上的問題，但形成此性格的真正原因，是心裡的意識中一直存在著自己身體上的煩惱。

肉體上的煩惱，男性是以性器短小自卑，女性是多毛症等及容貌有關的自卑感為代表，但他們大部分卻認為內心與肉體上的煩惱並無關係，而認為內心的煩惱是心病，身體的煩惱是身體的毛病，並且有關身體上煩惱，又難於開口訴說。

但我由於長久以來用導引術替許多人治病，故對於這種麻煩即使他本人不說，我也一目瞭然。

因此，當我直說：「你是因………煩惱吧！」很多人都吃驚的說：「為什麼你會知道呢？」

對於無法感受到生存意義的人，他本人也沒有注意到，就是因身體不正常使體力衰弱，這樣即使如何改變心裏想法，當然還是沒有效果，如果不把身體上的毛病等真正原因醫治，心裏的問題也將無法解決的。

這些身體的煩惱或毛病，在西洋醫學上，幾乎都認為不是疾病，就不必治療。患者或醫生也認為不是疾病，可是在導引醫學的立場看來，常認為這就是疾病了。與西洋醫學完全不同體系的導引醫學，對於西洋醫學無法醫治的症狀，具有妥善的治療法。

因此，藉導引術能消除造成內心煩惱的身體毛病，就能解除心裏的煩惱。

內心鬱結就會引起身體的疾病

為了解除心裏的煩惱，導引術是以治療腐蝕內心的疾病或不正常為先決條件，不過，在此再指出另一件重要的事，亦即前面所說的，導引術並非僅是使身體健康為目的，而是採取身、心合一的辦法，換言之，也是非常重視心境是否愉快的。

導引術是極重視心理與身體配合的自然狀態，此自然狀態亦可說是健康狀態。但以身體為例，所謂不自然的狀態並非只是指疾病，現代的人不認為近視或老花眼是疾病，但在導引醫學的立場而言，認為眼睛是應該看得清楚的，若是看不清楚就是身體有了毛病，即身體處於不自然的狀態。

同樣的，心理若處於不自然的狀態，並非僅說是神經衰弱等心病的症狀，有些無法一言就說清楚，但人內心有拘束時，心理即呈現不自然的狀態，而此拘束是不滿或煩惱等情況所產生。

關於心與體的關係，當身體有疾病時，心裏就容易變得固執想不開，反之內心若變固執時，身體亦將生出病端，而愈是長年為疾病所煩，心裏的固執傾向也就愈強烈。內心如此鬱結不解，即使想治好身體的疾病，也不容易生效。

只是這樣說明，各位或許還是不太容易懂，再詳細的說明一下。

導引術原本就是以崇尚自然、與自然成一體的老子思想為基礎，所組成的健康法，老子教導人，認為自然狀態是人類最高的幸福，而依此明訓，來追求如何自然生存的生活團體，三千年前在中國就誕生了，此即是道家。

在前著《導引術——治病、美容》曾談過。道家的人認為人體用二腳來步行是不適當的，會使身體活動不自然，為去此弊病，而研究出使人保持自然狀態的方法。此種研究持續好幾世紀，而為導引術體系之源流。

我們常常說，人類之所以和動物不同，能保有人類的文化，是由於以二腳站立，手能自由運用，使大腦機能發達。但另一方面人體的構造仍舊和四足動物一樣，這是不變的，然而人用兩腳步行，當然會使身體產生出毛病。

以導引醫學的立場而言，此毛病例如使身體之血液循環不良。導引醫學重視血液的各種作用，尤其重視與「氣」（藉呼吸而被供給的氧氣）成為一體，循環全身的功能。

這與「氣」成為一體的血液狀態，稱之為「氣血」，氣血流動不良時，身體就會變得僵硬，產生疾病，使身體老化。導引術能促進身體各處氣血的流動，治癒身體的毛病，使老化的身體變得更年輕。

像這樣促進氣血的流動，對保持身體的健康，是非常重要的。然而氣血的流動，受到心中的情緒影響很大。內心處於自然狀態時，就能使氣血的流動旺盛，反之，心中有了煩惱或有所拘泥時，氣血自然不流暢，也就容易產生疾病，道家稱此內心鬱結固執為「我執」。

身體有疾病時容易反應鬱結固執的心理

當然身體有病痛的原因，並非僅是內心有鬱結心理，氣血流動受損的因素，除了前面所說的身體活動不能順其自然外，冷感、非自然的食品、藥物、過度疲勞等因素，也會使身體產生疾病，如此也會讓心裏變得更鬱結。心裏變得鬱結不通時，疾病就更難治好了。

例如長久生病的人，即使可藉導引術減輕病情，但有人自己不承認病情已減輕，認為一直都不容易治好的病，怎有那麼簡單治癒的道理，這種內心不承認事實的情況，就是「我執」。

而在這些病人中，有的人雖真的身體已痊癒，但因為得不到周圍的人安慰、家中的人關切而有不安心理，在內心中固執的存著想得到安慰、關切的心理，那麼，即使藉著導引術活動身體，仍將是無法充分促進氣血流暢，疾病也當然不易治好。

內心存有固執觀念，導引術的效果就不容易發揮出來，做導引術時，常有人在不需加力時用力，不按照正確方法去做，而按照自己的方法做，這些人雖然向他們說不要用勁，或者請按照正確方法來做，可是他們不太容易聽得進去，內心固執著，好像不用勁，就會有所損失似的，內心拘泥著，不願意按照他人所說的來做。

像這樣有所固執，就會引發內心或身體的煩惱或疾病，而且也會妨礙導引術的效果。所以我在指導導引術時，同時也指導保持心境的方法，此法稱為「洗心術」，這是道家所教的深奧教義中，在生活裡所產生的技術。

但絕非是很難懂的東西，使身體狀態恢復自然的導引術，是任何人都能立刻學會的方法，同樣的洗心術也是任何人立刻能夠理解、容易實行的秘訣思想法，亦可以將它稱為快樂生存的秘訣思想法。因為道家很重視如何快樂的生存下去，做導引術也有快樂生存的方法。

鬱結所產生的心臟病

在此介紹T先生的例子，T先生與我說：「想治好心臟病。」

T先生是貿易公司的營業員，由於工作關係飲酒機會多，甚至休假日也為工作而忙碌，如此長期的喝酒及疲勞過度，使心臟受損。

我看T先生不僅心臟不好，其肝臟、腎臟也都惡化了，我在T先生的談話中知道他身體不好，不僅是喝酒和疲勞過度所造成，另外還有一個更重大原因。

T先生是一個能幹的人，所以工作業績很好，又由於很能幹，所以也看到公司的各種缺點，為了使工作效率更佳，想改善公司組織的缺點，向課長建議很多事項，但是課長不採納，因而和課長處得不好。

不久T先生調到別的課去，又發生同樣的事，而T先生為了公司仍繼續提出意見。

我對T先生說：「還是不要做這對自己毫無助益的事吧！公司難於接受你的提議時，你的提議正確與否，另當別論，然而你再這樣繼續提議，經理和課長會認為你是難於相處的人，這樣若是你快樂的話，當然無妨，但是你變得不快樂吧！這種心理的狀態繼續下去，身體的狀態將變得更差，這就是你身體疾病的真正原因。」

我對T先生說明了一個道家的道理：以事情使人快樂與否為生存基準，這比事情的正確與否更為重要。

自己認為正確的事想徹底追求，雖然是合乎道理，但別人看來僅是增添麻煩，若是這樣依然固執地堅持下去，就會產生「我執」的心理，也將使身體氣血流動不順暢，身、心都受到損害，而自己遭到不幸的後果。

T先生聽了我的話之後，好像有什麼感觸似的，身體方面做了導引術，經過一個月以後，心臟病不再惡化，繼續做二、三個月，肝臟和腎臟也完全好轉了。

經過一年後，T先生突然來訪，我看他身體上去除了贅肉，身體健康，判若兩人。他對我說，經過種種考慮之後，已辭去公司的工作，現在自己從事貿易，他說：「獨立對我來說是快樂的，如此能做自己想做的事，我已發覺正確可行之路。」

又過了數年，至今他雖感到工作辛苦，但有生存的意義，過著充實的生活。

T先生因為貫徹自己認為正確的事，而深信必須向公司提議，此種不死心的觀念，造成內心的固執，而使他心、身均遭受痛苦，但事實上，貫徹自己認為正確的事，除了向公司建議之外，還有其他方法可行的，內心固執下去就無法注意到其他方法了。若是能夠注意這一點，就能消除內心的固執，而能夠幫助我們的就是洗心術了。

我這樣說，也許許多人會認為很簡單吧！的確如此，要消除內心的固執，使心理恢復自然狀態，的確很簡單，任何人都可以做到的。

為何會產生內心的煩惱

「氣」是中國故有的理念。如《莊子》的「知北遊」就說：「人之生為氣之聚，氣散則死！」我們常說：「神清氣爽！」「氣色不好！」「氣上心頭」等。「氣」本來就是支配人們生活的作用和活力。如果「氣」足，人就有活力，而「氣」消，人就顯得死氣沉沉。

身體呈現自然狀態，就能保持身體健康，心裏呈現自然狀態，內心也就沒有煩惱。然而在這世上，有著治不好的疾病、與人無法好好相處、工作不順利、家庭不和等煩惱的人，總比幸福的人多。

為什麼會有煩惱，已談過那麼多，大家也都知道是自己造成的，即是自己有固執心理，而固執心理會產生煩惱或疾病，妨礙快樂的生活。

人類本來就是陽性的生物，只要看看嬰兒就可知道，嬰孩稍微被摸摸鼻子或臉頰，就會笑呵呵，饑餓時會大聲哭叫，喝了奶滿足時，就甜甜的睡著，無憂無慮的。

道家稱此狀態為「陽氣、陽精、陽神」，簡易的說，即是快活、天真爛漫。這就是人類的自然姿態，等到長大成人，就喪失了這種姿態。而變成「陰氣、陰精、陰神」，為何會這樣呢？因為心中產生鬱結、固執，於是身體老化了。

那麼心裏為何會鬱結呢？一個原因，就是放縱自己的慾念。

嬰孩需要東西（食物）時就會哭，想睡時就睡，但沒過分的奢望，不會要求吃更好吃的東西，也不會羨慕別人，一心只求當時的滿足。

大人就不一樣了，因為慾望叢生。事實上，有慾望並非是問題，像嬰孩一樣也有慾求，慾望並非壞事，有了慾望才能滿足，而問題是變得濫用慾念。

濫用慾念時，心中產生鬱結、固執，心裏一有固執，本來能滿足的事物，就變成不能滿足，因此越來越覺得不滿。

總之，我要說的是放棄內心的固執，快樂的生活下去就可以了。當然快樂的生活，就沒有內心的煩惱啦！或許有些人認為做不到，但是做了導引術，能使身體真正健康，就知道快樂生活下去這件事。

我的話題似乎在同一地方轉來轉去，這無非要各位知道，身和心是絕不能分開的。

身體呈現自然狀態生活就變得快樂

有些人覺得生活毫無快樂可言，無論做什麼事都沒有樂趣，這種生活方式實在太可惜，修行導引術的人常說，每日、每時、每分鐘甚至每一呼吸，都享受著樂趣。這是因為藉著導引術完全排除身體的邪氣（氣血循環不良之處所蓄積的舊血，造成疾病的原因），使身體感到和自然成為一體，這樣就可以體會出在這世上生存，是多麼美好。

真正的身心健康狀態，即導引術所說的「隨自然之流」，心與體呈自然狀態，在這世上無論做什麼都快樂，不做什麼也快樂，而「人生不能快樂生活」這句話，也就變成謊言了。

要想達到此狀態，任何人都可以做到，這是道家的生活方法，而導引術就是行此方法。

當然導引術並非宗教，並非信仰什麼、崇拜什麼，以改變自己的心與身。只是徹底藉自己的想法，來改變自己所持的觀念，藉自己的呼吸和活動身體，來改變自己身體狀態，而其思想基礎就是老子的思想。

在此為了不使諸位誤解，再略做說明。信仰老子的道教是宗教，但道家並非宗教，只是將老子思想在生活中實踐而已，道家和道教常被搞混在一起，在此要絕對劃分清楚。

《老子道德經》中指出：「人法地、地法天、天法道、道法自然。」同時指出：人的生活方式要「返樸歸嬰」，強調人只有返樸了，才能「復歸於嬰兒」。才有希望達到「長生久視」的理想境地。

道家強調「性命雙修」，簡單的說，即是藉著身與心的一起修行，以尋求人類的幸福。在此介紹一下性命雙修的深奧道理，此為道家之「化字訣」。訣即秘訣、奧義的意思。

要成聖，登上真理大道，完全是一個「化」的功夫。

變化形神

變化氣質

變化心性

藉「化字訣」以使今日的我，變成非昨日的我。

換句話說，其意即是以改變自己為追求幸福的唯一方法，而如何藉導引術具體的改變自己，解除內心的煩惱，在下一章談論。

第二章

導引術使人際關係得心應手

●在人面前怯場　●臉紅症　●擔心他人的眼光

●畏首畏尾●無法說真心話的人……這些煩惱均可解決。

身體的疾病造成心理的障礙

每個人都有不同的生活圈，在自己的生活圈中發揮自己的特色最為重要。雖然「別家的籬笆看起來總是比較漂亮」，但是忽略自己，羨慕別人，對自己又有何用？

抱怨無法與人融洽交往的人非常多，這些為人際關係煩惱的人，總是有被害者意識的傾向，然而與人不能愉快交往，終究還是因自己的心中存有障礙。自己築了一道心牆，這一道心牆阻礙了與他人之心和心的交流。

回想一下在第一章所介紹的林先生之例，林先生的例子包含了不能與人愉快交往的兩個共同問題，這也是許多為人際關係而煩惱的人，所想到的問題。

第一個真正不能與人好好交往的原因，是自己也意想不到，林先生最初因自己出身二流大學，認為周圍的人均用非善意眼光注視自己，於是無法與人圓融地交往。

有許多人內心中，存著強烈排除自卑感的心理，但林先生的自卑感只不過是表面的原因，埋藏在其中的真正原因，則是有口臭及腎臟的疾病。身體疾病造成與人交往之間的牆，也腐蝕了林先生的內心。

另一個從林先生的例子要考慮到的，是林先生想從自身去除煩惱的原因以解決問題。人際關係之所以弄得不好，是因自己心中存在一道牆，事實上對方也是有的。此時最重要的，是去除自己這一道牆，換言之，重要的是努力改變自己，去除心牆，心中能容納對方，對方也會改變的。若是這樣對方仍不改變的話，那只有放棄了，人際關係本來就是如此。

如何去除心中的牆

一個人要改變自己才能去除心中的牆，能夠除掉心牆，與人交往將不再有煩惱。問題是如何來改變自己呢?有些人可能會認為改變自己很難，但絕非如此，有幾種方法，都是簡單易行的。

首先藉著導引術使身體變得健康，即可改變自己。例如，王先生的例子來說，他是藉導引術治好慢性肝臟病的。

王先生在孩童時，因手術接受輸血，而染患血清肝炎，以後他又為肝臟病而煩惱著。王先生肝臟病，引起肌膚發炎症，黏膜潰爛，全身痛苦，試了許多治療法都無效，後來還是藉導引術而治癒的。

介紹王先生之例是有原因的，王先生痊癒不久，有一位王先生公司的同事說，王先生藉導引術恢復健康以後，整個人都變了。

王先生為肝臟病困惱之時，是不太親切的一個人，同事們也不積極和他來往，但是現在他變得平易近人，和大家談得很投機，所以，同事們都認為王先生的性格變了。

患有慢性病的人如第一章所述，心中容易產生拘泥固執的心理。例如，因為身體衰弱，所以不能和常人做同樣的事，當然需要別人的安慰、憐憫，內心有所拘泥時，就造成心中之牆，王先生也是如此。但是由於學了導引術恢復健康，內心拘泥固執的心理隨著消失，自然地除去心中之牆。所以王先生改變了，以前周圍沒和王先生交往的人，也樂意和王先生來往，可見自身若不先有所改變，他人是無法有所改變的。

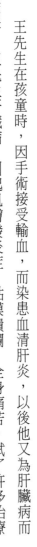

前面提到的林先生，因出身二流大學的自卑心理作祟，對於與人交往感到困擾，而造成煩惱的真正原因是口臭。有許多正和林先生一樣，不能與人坦然的交往，其實隱藏於內的真正原因，是體臭、多汗症、口吃等肉體上的毛病，具有這種身體上煩惱的人，都會存有會不會增添別人的麻煩、會不會讓人嘲笑等不安的心理，自然而然懶於和人交際應酬，於是與人之間築上一道牆，人際關係也漸漸無法圓滿了。

在他人面前會怯場，是因為臉紅、心悸等身體症狀所造成，這種身體所達成的原因，必須先去除。心中之牆就會自然消失。而要消除身體症狀所造成的困擾，就應當學習導引術。

《菜根譚》中說：「人心不可一日無喜神。」就是要我們應當保持樂觀進取的精神。

沒有推心置腹訴說真心話的朋友，變得孤僻，不信任他人者，都是因為自己築了心牆的緣故，這些人有的內心深處隱藏著，利用他人、不願吃虧的固執心理，所以覺得若被人察知自己的內心不太好，因而築造心中之牆，作為隱蔽。

為了要使這心中之牆崩潰，在此談到一個改變自己的方法，那就是要養成誠摯聽著別人說話的習慣。在說自己意見之前，要先好好的聽取別人意見，對方的意見和自己的意見不一致時，要考慮到為什麼會不一致。

但那時最重要的，是要撇開利害關係或吃虧的尺度來考慮，好好考慮之後，覺得對方是正確的，就應該真誠的贊同對方，對方覺得能好好的聽他的意見，且贊成其正確觀點，自然會打開心中之牆。

導引術能夠去除內心的拘泥固執心理

有句名言：「無論是誰，根本無法完全獲得別人的了解。人們在別人的誤會中生活，也在別人的誤會中死。了解我的人只有我自己，也就是我孤獨的一人而已。」

再舉張女士的例子，雖然也是為與人交往的事所困擾，但原因略微不同。張女士住在一個社區，她的困擾是無法進入鄰居太太們的圈子中。

張女士當初並非是這樣的，當她有一個兒子未考上一流大學，進入二流大學並熱衷於運動後，張女士突然停止參加以前時常參與的社區活動。然而張女士向她先生說，心臟總是撲通的跳動，晚上睡覺時，時時感到胸部不規則的跳動，但前往醫院檢查，又無異常。

張女士的先生知道她沒有病也就安心了，但不久張女士又向先生訴苦說，認為社區的人談論她的壞話，而且她的胸部還是會撲通、撲通的亂跳。

她先生困擾了，想到朋友中有人藉導引術治好心臟病，或許她也可以藉導引術來治療，所以帶她來找我。

聽了她訴說的各種狀況後，認為張女士是輕微的憂鬱症。在意別人的閒言閒語，是憂鬱症的初期症狀之一。

從她的談話中知道，張女士是位熱心於教育的人，所以非常希望兒子能考上一流大學，天天都盼望這事成真，可是兒子無法考上時，她覺得兒子實在辜負自己的期望，同時又不想和他人談到曾經引以為傲的兒子的事情，所以和社區中太太們間的交往，立刻冷淡下來。

但是不和她們交往時，又覺得以前要好的太太們，好像在談論她什麼似的，所以身體也就一天一天的轉壞，身體不適後，內心也沈重下來，漸漸感到難於與人交往，又一個人悶在家裏，心情更加沈重。

這樣身與心持續不良的循環，憂鬱症的情況越來越厲害了。心悸，就是此種內心的狀態出現於身體上的反應。

首先教導她，有關靜止心悸及恢復身體全身氣力的方法，但是，張女士因為對兒子的教育問題心存固執、鬱結，造成與人交往的困擾及心悸，所以除了要治療身體外，還要消除固執的心理，才能消除憂鬱症狀態，恢復健康。

直到她的體力已恢復到某一程度後，我建議她一齊去觀賞兒子所參加的足球比賽。張女士看到兒子在運動上生龍活虎的樣子，很快的恢復元氣。

這是因為她已經知道，以前自己認為兒子考不上一流大學，就不會幸福的狹隘想法，是錯誤的。

當兒子考上二流大學時，張女士認為這是自己的教育失敗，自己能力不足才使兒子的人生腳步變得紊亂，他人將會怎麼說呢？因而她開始陷入憂鬱症狀態中，然後看到兒子在運動場上活躍的姿態時，她了解兒子的人生從此開始，兒子自己會開拓人生，為父母者鬱悶不樂是多餘，並且是不好的。

於是張女士的身與心順利的康復，三個月後，心悸的毛病已完全治癒，又和以前一樣，在社區太太們的圈子中活躍起來。張女士太過於熱衷兒子的教育問題，身為先生的，也有責任，今後，大家對於這一點要多加注意。

摒棄鑽牛角尖的固執心理必能治癒煩惱

從張女士的例子可知，太過於固執非如此不可，會築成心中之牆，妨礙與人交往，並造成心中煩惱和身體的疾病，在此教您使心中之牆崩潰的秘訣，即「損字訣」，這是道家深奧的道理。

損字訣如文字所示，即吃虧的意思，這是道家高明的暗示，真正的意思就是「捨棄」。將各種鑽牛角尖的想法及固執觀念捨棄，捨棄再捨棄。這樣人就能達到安身立命的境地，生活幸福。

因此若要消除心中之牆，只要摒棄固執不通的觀念即可，這種固執觀念即是在第一章所提到「我執」（拘泥於心）的心理。如張女士因為兒子不入第一流大學就無法幸福的固執心理，在旁人看來都是拘泥於芝麻小事，陷入後即難以自拔，特別是長期的固執觀念，此傾向就越強烈。

其實人生並無特別值得煩惱、固執的重大問題，倒是應該說，這固執觀念造成了重大問題。

被固執觀念束縛，煩惱繼續存在，內心產生鬱結，身體也就僵硬。如前面所述，身體僵硬是證明氣血不流暢，若放任不管，就會引起身體的疾病。

有關摒棄內心固執、拘泥的心理，是怎麼一回事呢？在此介紹一位十九歲女學生的例子。

她因為覺得在學校和朋友交往頗多麻煩，而休學了。她來向我請教，我也教她導引術，並且聽了她的談話後，知道她因為認為自已持有比他人優秀的優越感而煩惱，她學的是英國文學，希望將來成為小說家，她因為常常賣弄自己文學上的知識或意見，所以受到朋友們的反駁。

我為了使她排除這種優越感，對她說：「錢可以，知識也可以，什麼都可以捨棄，目前所擁有的東西都可以丟掉。」

她仍然對於自己的優越感抓住不放，我說：「試著將容易放棄的東西先捨去。」她在歸去的途中，將放有八萬元的皮包丟在垃圾箱內。但略有神經衰弱的她，下次再來時說：「可以丟掉皮包，但不能捨去知識。」

就像這種情況，人對於即使是昂貴的東西都可以丟掉，但對於知識或技巧的優越感卻不易捨棄。不過，她能有心捨去皮包，已向前進了一步。

我又對她說：「妳若覺得捨棄不好，放置不管也可以呀，覺得放置不管可惜，再抓住好了。」

這次她好像懂了些，雖然終究「捨棄」和「放置不管」是同樣的。

因為她想成為作家，所以深深覺得每天不看小說是不行的，有關文學方面的書，一直手不釋卷，但她對我說了「老師，我想暫時停止看小說」，可能是她覺得一時暫停無妨，若想看，隨時都可以。

有著「必須看」的觀念來看小說，應該不是有趣的事。也許她有一賭人生的想法，雖然對她而言，看小說並非有趣，但是為了掩飾痛苦，向朋友賣弄文學知識，於是受到了反駁。

但這次她捨去固執的觀念，所以她的煩惱很快解決，不久，她又來到我的住處，以明朗的態度對我說：「老師，最近我覺得看小說變得有趣多啦！但不可思議的是，我不會再想當小說家了。」

我也說：「那很好，但要成為小說家也是可以呀，這是老子式的生活觀念，妳對於那八萬元覺得可惜吧！」

她笑著回答說：「嗯！是的，很貴的學費呀！不過我患了神經衰弱症，能夠治好還是覺得很值得的。」

在此將「損字訣」的深奧道理，用簡易的方式介紹給諸位。

減少交際（能捨去的話）免紛爭。

減少話語錯誤少。

減少思慮不會消耗無謂的精神。

減少聰明避免混亂。

以上的意思是，人的痛苦種子是自己所埋，只要花一點時間來領悟，就能夠幸福愉快的生活，希望內心有煩惱的人，在治療身體時也要同時以張女士和女學生之例做參考，回味一下這道家的深奧道理。

口臭

口臭是我們日常容易忽略的毛病，遲鈍一些的人完全沒注意到自己所患的口臭，會帶給周圍的人反感。而即使認為會帶給周圍的人不愉快，在面對面時，也難免被發現患有口臭的。

當發現到自己患有口臭時，對於和人交往的自信心將隨著喪失了。

造成口臭有兩大原因，一個是牙齒內蓄存齒垢，這不必藉導引術來治療，給牙醫看看，去除牙石即可。

另一個原因是內臟的疾病，腎臟不好所發生的口臭，會令對方喘不過氣來，而肝臟不好所發生的口臭如腐肉一般，有關腎臟及肝臟治療法，可依（一六二頁、一六四頁）的方法行之。

胃不好時，是內臟中特別容易造成口臭的另一個原因，胃失去活力，胃或腸內所容納之東西的臭味，會從口中出來，所以治口臭以治好胃為先決條件。

治療口臭的方法（健胃方法）

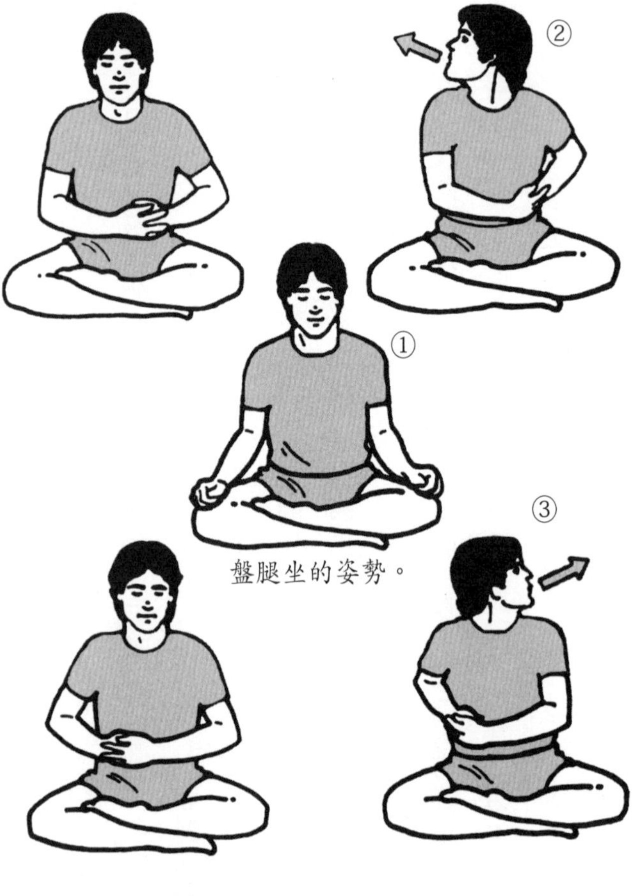

盤腿坐的姿勢。

注意 一定要空腹時來做。

《健胃法》

①做盤腿坐的姿勢（參照圖示）。左手向下，兩手重疊，按於胃部。

②頭慢慢向右，從口中吐氣，將重疊的雙手仍附於身體上，向左後方移動。此時要注意眼要斜向凝視上方。吐氣完了後，閉口，恢復①的姿勢。

③同樣的動作，頭部向左，手移向右後方。

以上的方法要在空腹時（飯後二個小時後），一日做三次。經過一個月，胃部將恢復活力，口臭也會消失。

配合一〇一頁所介紹按腹的方法來做，效果更佳。

體臭

體臭也是令人討厭的，特別是到夏天時更嚴重。修行導引術的人，對於臭味特別敏感，患體臭者靠近時，會有窒息的感覺。

從這些患有嚴重體臭者的職業看來，以從事分秒必爭工作的電視工作人員較多。

因為常常呈現神經過敏的狀態，因此，造成了內臟疼痛如胃痛等。像這樣追趕時間的人，拿起電話聽筒不久後，聽筒就會殘留臭味，附近也飄著臭味。

為嚴重體臭而煩惱的人，可利用空閒時間，做下列的治療狐臭的腋下呼吸法即可。

所謂體臭，最臭的就是腋下部分。在現今的生活裏，因通常少有舉起手臂的機會，所以腋下的氣就容易停滯不通而成狐臭。如果能消除狐臭，就可解決體臭的煩惱。

《腋下呼吸法》

①採取直立的姿勢。

②在身體前兩手交叉，手掌向上。

③手臂向上舉，一邊將手掌翻過，一邊從口中吐氣。手臂儘量舉高，然後眼睛一直凝視手背。

④吐氣完畢後，閉口，將手恢復①的位置。重點在於做③的動作時上半身要

腋下呼吸法

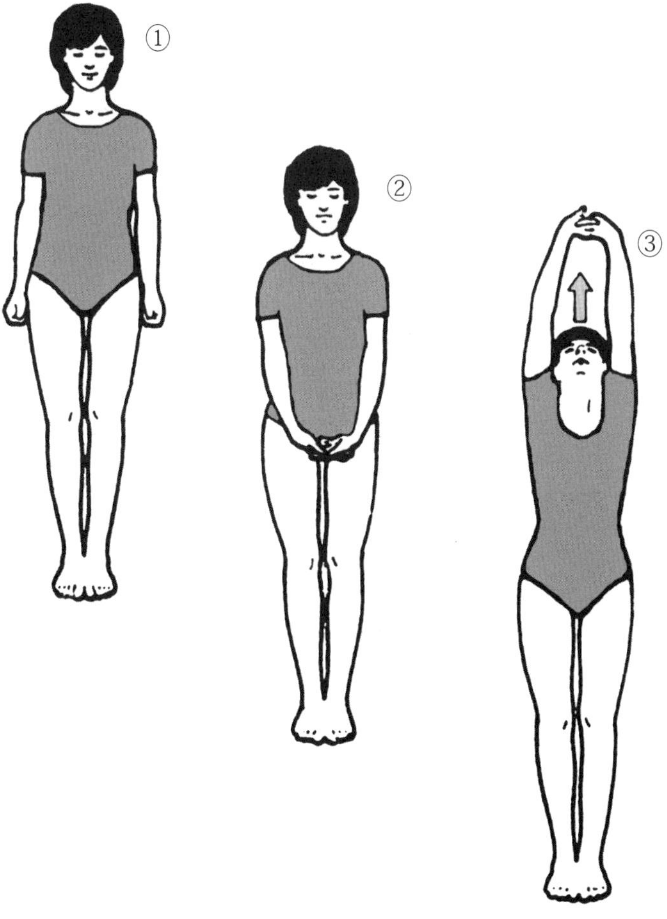

要訣 手向上舉時，上半身要略偏向後方。

稍微偏向後方。

藉上述的動作可使下垂的內臟恢復正常，不僅能治好狐臭，對於胃腸不好的人也很有效。女性持續做這呼吸法後，肌膚會變得白嫩，可說是具有一舉兩得的功效。

多汗症

多汗症會使人因為害怕予人不愉快感而漸漸覺得和人交往是一種痛苦。異常多汗者都是腎臟機能較弱的人。體內的水分不易藉尿排出，就形成汗排出體外。

以前有位因腎臟病而多汗的患者，只說了半小時的話，那個人坐的坐墊都濕透了，兩腿也流出汗來，令人吃驚，但這樣嚴重的多汗症，藉導引術經過一個月的治療也已經痊癒。

《摩擦腳內側的方法》

首先用手掌摩擦腳的內側。在腳的內側有著和腎臟有關的湧泉穴，摩擦此處

摩擦腳內側的方法

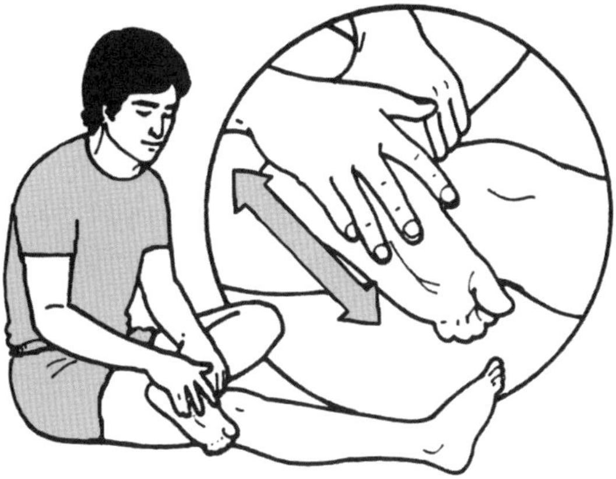

預防腎臟病的方法

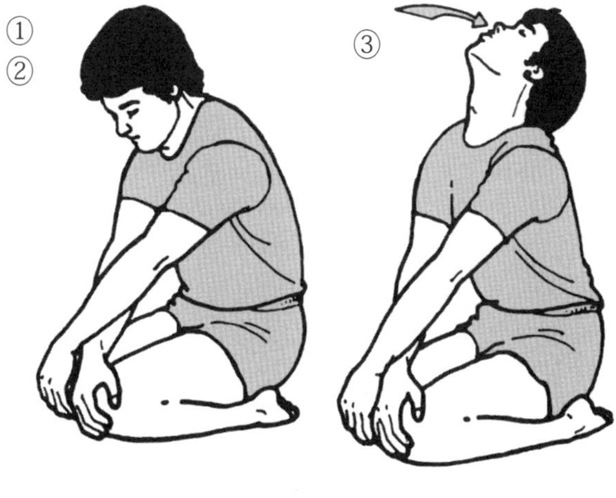

要訣 頭偏向後，要以靠向後方的心情來做。

就可使腎臟機能旺盛，汗將轉變成尿，完全排泄出去。

看電視時，或有空時，都可以做此動作，同時希望下列的方法也要做，此法不但能消除腰痛，對於預防與治療腎臟病效果很好。

《預防腎臟病的方法》

①跪坐，兩腳的大拇趾重疊，然後調整呼吸。

②兩手向前方交叉，手放於膝上。

③用鼻子一邊吸氣，上半身挺起，頭部盡量偏向後方。以靠向後方來做的心情為要領，感到難受時，從口中一邊吐氣恢復②的姿勢。

以上算一回，共要反覆做九回，每做三回，左右手交換施行。

尿液暫時會變成茶褐色，這證明了體內的穢物已被排出，腎臟的排泄力轉為旺盛，以前手、腳等粗糙的皮膚，就會變得滑潤。

臉紅症

在別人面前說話或在喜歡的人面前，臉部會紅辣辣的，在特殊的場合，僅被人一看就感到臉紅，因此，和人見面就會是一種痛苦了。

臉紅症的人大多心臟不好，臉紅時，將手按在心臟，可以知道，一定噗通、噗通的跳著，這證明容易臉紅的人心臟不好，這樣的人可做二二三頁所介紹的心臟服氣法，使心臟強固。

在此介紹臉紅時，能立即消除的方法。

《摩擦心臟法》

①兩手手掌摩擦使之溫暖。

②用手掌按於心臟，上下輕輕移動摩擦三十次。

這樣能抑壓噗通、噗通的心臟，使心臟恢復正常，臉紅消除。

要摩擦心臟時當然最好脫掉衣服，直接摩擦於肌膚上，但在一瞬間臉紅時，

摩擦心臟的方法

①

②

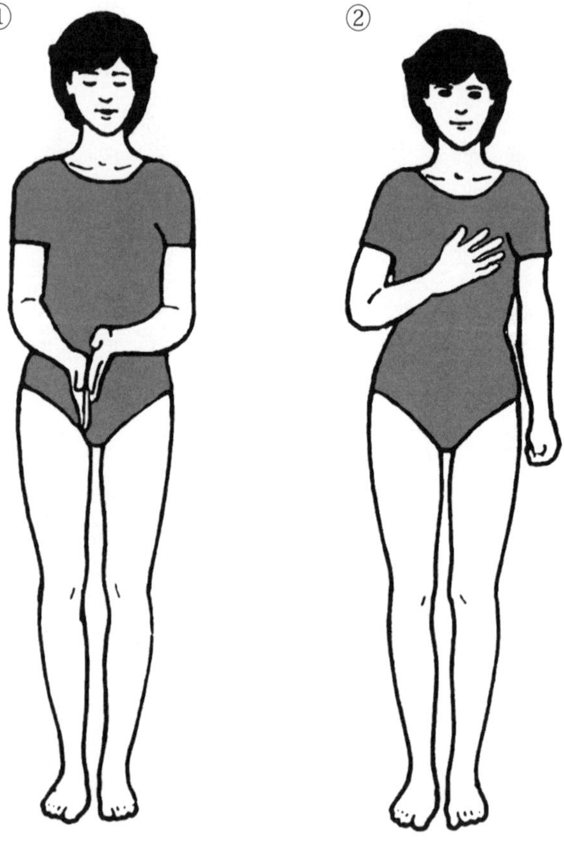

注意 臉紅的人平常多做心臟服氣法亦可。

摩擦在衣服上也無妨，只是上衣最好脫掉較好。

臉紅的人心理問題也是原因之一。想表現給人看的心理，通常比別人強。

在財政部工作的許先生，以前也患有臉紅症，當他升為科長，於許多人面前發表今後的抱負與方針時，因太過緊張，血液上升頭部，竟然昏倒了。

許先生以導引術治好心臟病，同時長久以來所患的臉紅症也治好了。

口　吃

與人交往無法圓滿而煩惱的另一個原因是口吃。與人說話時，覺得口吃是羞恥的，所以，就儘量避免和人交往，而且因為口吃使得工作不能順利，就更加愁眉不展了。

在台北做電話佈線工作的李先生就有此煩惱，李先生患有口吃是在國中時候開始的，因為朋友中有一位患有嚴重口吃的人，大家覺得蠻有趣的模仿他，不知不覺的李先生也患了口吃毛病。

特別是向老師、長輩或上司等報告事情時，更結結巴巴的，做事時也被上司或同事們欺負，這樣長久下來非常痛苦，所以想變換工作。

口吃的人具有急著傳達語意給對方的心情，而且由於口吃，又焦躁的認為對方大概聽不懂他所說的話，有此複雜心就更加結結巴巴、語無倫次了。

口吃的人實在不必過於擔心，因為結結巴巴焦急的說話時，對方會抓住要領親切的說：「你的意思是這樣吧！」所以完全沒有急著說話的必要。

能消除急著傳意給對方知道的心理，或摒除擔心對方是否了解自己所說的話的緊張心情，慢慢的說話，自然就能治好口吃。

話雖如此，口吃的人要消除說話不會緊張，也並非易事。雖然心裏想慢慢說話，可是注意到時，已著急的說得很快了。對於這種患者，在此介紹一種導引術，這是一位患腦性小兒痲痺的語言障礙者石先生。

石先生第一次來我處，是在高中時代，他是一位非常老實的孩子，除了動作不自由外，說話也很難受，要費很多時間才能說出一句話。

但石先生學習導引術一個月後，進步神速，經過三個月後，手腳不雅觀亂動的姿勢消除了，變得較為自然順利的姿勢。兩手叉入褲袋，不必抓樓梯扶手，就能上下、樓梯。

說話也不費時了，但在許多人面前說話時，會想到大家都在等著，所以難以發出聲音。

可是奇怪的是和石先生同寢室的人說，石先生說夢話倒是很流利，石先生自己也說：「如果無所顧慮時，就能流利的說出……。」

石先生治療口吃的方法，是這樣的。

《對鏡子說話法》

對照鏡子時，看著自己的表情說話難免有些緊張。例如，石先生在發「阿」音時是怎樣的表情呢？發「伊」音時知道頭部是怎樣動的呢！若能控制表情的動態，就能做好說話的方法。

口吃的人也是一樣，只要在鏡子前觀察自己結結巴巴說話時的表情及身體的動態，留意不再做出那種表情和體態就行了。

而我對口吃的人又有另一種指導的方法，那就是發出聲音來讀書。

治好口吃法

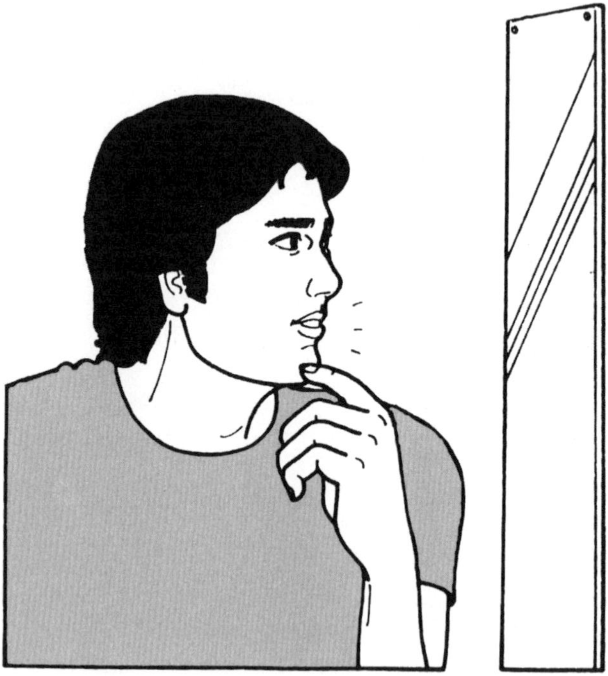

要點 要仔細觀察結結巴巴說話時的表情或體態。

選擇自己喜歡讀的書即可，然後在同一地方多讀幾遍，反覆地唸到熟記的程度。

唸時盡量慢慢的，而且要大聲的唸出來，這是最重要的一點。

這實在是很簡單的方法，每天都如此做，大概不到一個星期，就能治好口吃的毛病。

在他人面前怯場

在他人面前會發慌，是由於不習慣於他人面前說話，如果習慣就不會怯場了。例如，現在的無人樂隊伴唱（卡拉ＯＫ）風氣的盛行。以前的人極少站在麥克風前，連政治家手握麥克風都會緊張，但現在幾乎人人都能輕輕的握著麥克風唱歌了，其中還有人說，沒有麥克風就不唱歌。

雖然說習慣了就好，但對於容易發慌怯場的人來說，依舊不知道如何才能習慣，而成為煩惱的因素。

在他人面前發慌，語無倫次，有這樣一次奇恥大辱似的經驗後，將會感到打

防止怯場的手掌指壓法

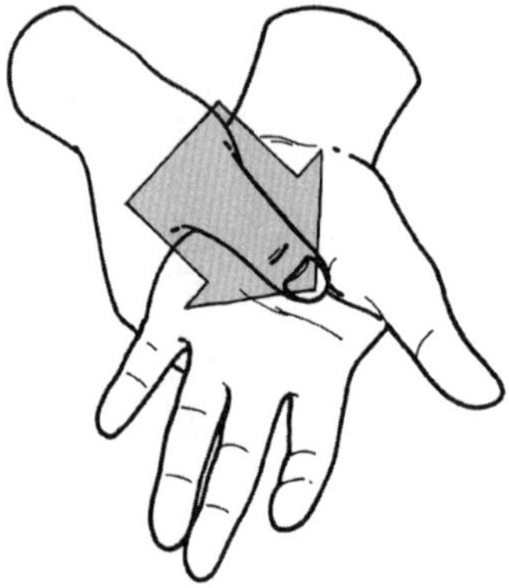

注意 在他人面前說話之前來做，很有效果。

死我也不願經驗第二次。對這些無法習慣的人，教您在人面前不會怯場的方法。

《防止怯場法》

①閉上眼睛，輕輕握手，慢慢的從口中吐氣，緩緩的由鼻子吸氣，這樣的呼吸法共反覆做三次。

②用右手大拇指輕輕指壓左手的手掌三十次。然後同樣的用左手的大拇指指壓右手手掌，這樣相互各做三次。

①是調整呼吸的方法。②是調整心臟跳動的方法，在人面前演講時，事前可做這種方法，將不會怯場。如此有幾次經驗後，在他人面前就可以穩定下來。

然而有些人在人數少的場合，也容易怯場，總覺得別人眼光都注意在自己的身上，別人眼光越多，就越緊張。因此在他人面前說話時，不怯場的要訣，在於說話時只注視聽眾中一個人的眼光或表情即可。

視線恐懼症

有的人不敢和他人的眼光正面接觸，這是由於膽小，對於眼光與人接觸感到害怕，所以與人說話時，都將臉偏向一邊，或者不斷的眨眼睛。患有這種恐懼視線毛病的人，對於人際關係就不能圓滑順利的處理。

住在高雄的李先生就有著這兩種毛病。當他大學畢業就職的前一個月，來與我談起，他說自己很小心謹慎，遇到初次碰面的人，或首次去的地方，都會感到害怕、束手無策，但到社會上做事後就不能這樣了，有什麼辦法嗎？

他和我說話時也是恐懼不安，聲音很小，難以聽得清楚，我反問他時，由於害怕，他回答的聲音更是小得幾乎聽不見。而且不敢看著我，又不停的眨眼睛。

吃力的聽了他的話，才知李先生的父親是國中校長，母親也曾是老師。李先生是獨子，由於雙親都是教育界人士所以家教嚴格，他從小所常聽到的，都是雙親扳著臉嘮嘮叨叨的對他說，好好用功！身為教師的孩子更要好好讀書，這樣不行，那樣也不行等這類的話。

李先生由於雙親的嚴格要求，總是不敢正面的看雙親的臉孔，養成常常眨眼，戰戰兢兢的動作。

他的視線恐懼症算是很嚴重的，教他的方法，有對鏡凝視自己臉部的方法及洗眼法。這些方法要每天做，在上班之前再來找我一次。

一個月後，李先生再來時，已治好眨眼睛的毛病，而且也能面對著我說話。也就是說，已經治好視線恐懼症。自此以後他完全對自己有自信，不再有畏首畏尾的動作出現，到公司上班二年了，已經習慣並且很活躍的工作。

《對鏡子凝視法》

每天早上、晚上各做三分鐘，站在鏡前，凝視鏡子中自己的臉部。即使不敢正面看別人的臉，正對面看自己的臉總可以。

洗眼法

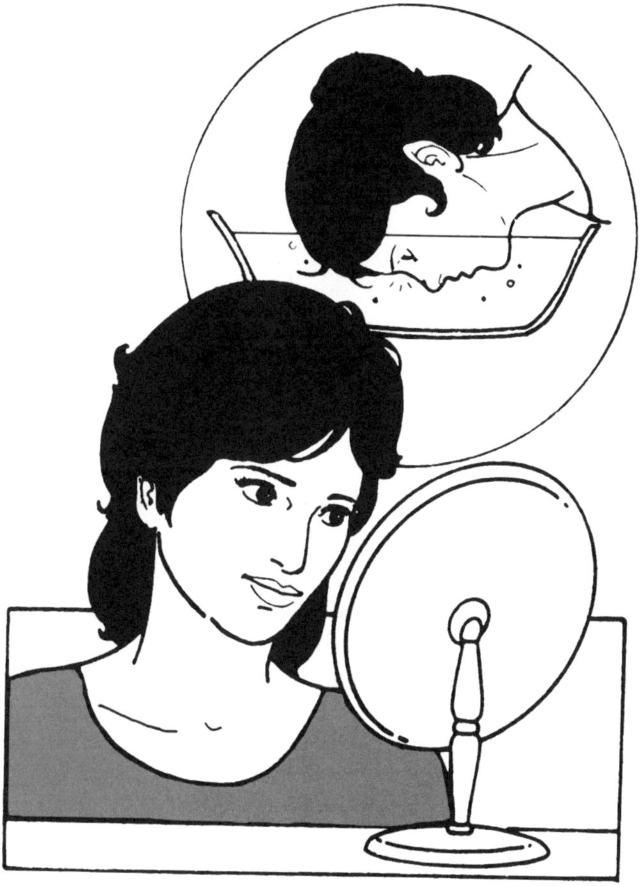

鏡中凝視法

注意 要治好視線恐懼症，必須治好衰弱的視力。

最初只要看自己的臉部就可以，習慣之後，凝視自己的眼部，此法繼續做十天，將發現看別人的臉並不可怕，也不再痛苦。這樣視線恐懼症就可以治癒，為了使治療效果更好，希望讀者能配合下面所介紹的洗眼法來做。

《洗眼法》

①在臉盆內放入清潔的水，將臉浸於水中。
②在水中將眼睛張開，自1數到10，休息一會兒，反覆的做三遍。
③在水中閉上眼睛，張開眼睛，共做三次。
④在水中張開眼睛，眼球向右轉三次，向左轉三次。

做②③④步驟時，臉離開水中，休息一下。若正在做而感到難受時，決不要太勉強，抬起臉休息一下。在早上及晚上洗臉時，一日做二回。

洗眼法也是恢復視力的一種方法，通常患視線恐懼症的人，眼力較差。可藉此方法來治療，繼續做三天，將感受到以前從未有過的清爽。

一般患視線恐懼症的人，均被認為是膽小、謹慎的性格所造成，除了改變性格外，別無他法可治癒。雖然如此，對於膽小、謹慎的人來說，要改變自己的性格極困難，性格若是能夠輕易改變，就無須為膽小、謹慎而煩惱了。

但由李先生的例子可知，想克服性格上的缺點，必須先治好造成性格缺失的身體上壞習慣。身體上的壞習慣若依舊難於糾正，性格上的缺失也不容易好轉的。

三白眼・賊眼

讓人嫌惡的眼，有所謂「三白眼」，人相學也以此為最惡的眼相，作為惡相代表。通常人的眼為黑眼的左右及下眼瞼之上的白色部分（結膜）可看見。但是三白眼者的白眼部分極廣，為被人嫌惡之眼。

有些人雖然本性善良，卻予人不良的印象，以致吃虧。其中的原因即是眼睛所造成，例如，三白眼的人容易讓人有敵意、懷疑之感，以致被人誤會，雖然沒有做出什麼事，卻被人揍、挨人打。而帶有賊眼的人，到書店僅拿起書就被誤認為是小偷，到百貨公司將被帶到個別室去詢問。

像這樣的人，很少有人願去接近他們，他們容易陷入孤獨。若是做下列的方法使眼相變佳，人際關係就和以前大不相同了。

《眼相改良法》

①將兩手手掌相互摩擦，使暖和後，用手掌輕輕的按於閉住的眼睛上。

②以此狀態，轉動眼球，首先上下轉動三次，左右三次，然後上下左右再各轉動三次。

以上算一回，一日做三回，早上、中午、晚上各行之。雖然會產生眼屎或眼部充血，但繼續做一個月，眼相就完全改良，給人好的印象。

有些人並非只有眼相壞，甚至整個顏面都呈惡相。這種臉相不好是身體疾病所造成的，一位莫先生就是這樣，到處求職都被拒絕。他自己知道長得矮小，也不好看，起先也進入某一宗教團體，常常樂捐，希望能藉以改善他的惡相，但是反而越來越不好，臉部歪曲。

眼相改良法

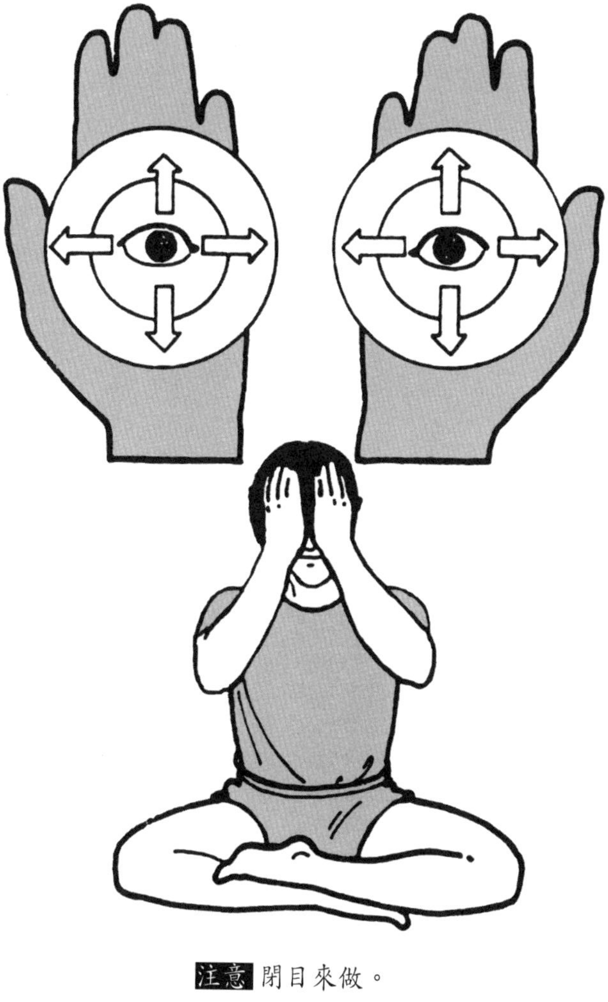

注意 閉目來做。

即使是惡相，只要把身體的疾病治好，就可變成福相，莫先生經過做導引術一個月以後，臉部表情柔和多了，完全和以前所見到的不一樣。覓職也順利，現在很有精神的工作著。

林肯有句名言：「人過了四十歲以後，就需對自己的容貌負責。」人相中特別重要的是「眼神」，眼神不良的人必然吃虧。眼神變為惡劣是自己的責任，如果自己努力去改變，一定可將壞眼神變為好眼神。

《導引術帶給我們的生活啟示》①

再沒有比不穿內褲不戴胸罩更好的

衣服本來是保護人類身體、禦寒、防熱之物。但不知不覺間，人卻視為裝飾之用，隨著新潮流行，以增加人生的樂趣。

導引術認為這是可以的，但不是以衣服來配合身體，而應該是以身體來配合衣服，否則本末倒置了。

特別是最近女性所穿的內衣褲，就有這種傾向，戴胸罩、穿內褲，都是以貼身、好看為重點，因此為創造女性身體的曲線美，都是強力的緊束著身子的衣物較多，這樣會使氣血的流動變得不順暢，而引起身體各種不適的疾病。

本來導引術所考慮到的，就是人要與自然為一體，這樣我們才會有更健康、更快樂的人生，然而內衣褲除了造成不自然外，沒什麼用處，說得更清楚一點，不穿內褲、不戴胸罩是最好的。

不只是穿內衣褲不好，對於緊束著人下半身的牛仔褲，也是不好的。最近男性患陽痿者增加不少，就是由於極端的壓迫那一部分，這與穿牛仔褲或緊身短褲有關。

若是無論如何必須穿內衣褲或衣服時，最好盡量縮短穿的時間，回到家中立刻脫掉。

第三章

導引術使家庭生活美滿

●性情不合●性冷感●精力衰退●先生外遇

●在意對方的怪癖●歇斯底里症……等煩惱都可消除。

性情不合非造成離婚的原因

「為了使這一次的戀愛成功，願意拋捨一切。」戀人的心情就是這樣。金錢、財產、地位都可以不要，一意只想戀愛成功。

如此追求的戀愛果真成功時，是否一切皆能順利進展？其實不然。由於如此，才會讓人備感困惑。因熱戀而結縭的二人，其結果竟不久即離婚的事實，比比皆是。

常聽人提起離婚的原因，是因為夫妻性格不合。先生具有老實的性格，妻子卻喜歡交際應酬、排場面，漸漸雙方發生摩擦而不合，結果造成離婚，但我認為性情不合，不是造成離婚的原因。

事實上男女性格相同，同住在一起是很糟的。例如，性格暴躁的人同住在一起，可能每天都會吵架，而性格軟弱的人同住在一起，一旦想不開時，可能就演變成全家自殺，此事由圍繞我們的大自然來看，就可知道。

大自然中有各種生物生存著，可說是包羅萬象的世界。若是僅有一種生物生存著，大自然未必能運轉得更好。假設僅有人類生存，人類恐怕很快就會毀滅的。

夫妻也是一樣，不同性格的夫妻比相同性格的夫妻，彼此間更能互相了解，而能夠彌補互相所沒有的優點。就有如凹凸形式一樣，適當的組合，性格不同的夫妻稍微努力一下，心靈就能相互維繫著。

家庭生活的煩惱、小孩子的問題等，有各種不同的情況，本章所提到的導引術，就是以創造美滿的家庭、解決夫婦間的問題為目的。

「性的不合」可藉導引術治好

不論物質文明如何高度發展，不管每個人在物質上多麼富裕，然而卻只有人類心理上的疾病仍舊沒能獲致幸福。這種心病的肇因者不是別人，而是自己。不過只要留心要去除心病，結果非但去除了心理上的疾病，甚至連身體的疾病也去除了。

在我們人生當中，即使討厭的人，也必須跟他們一起生活，或是即使是嫌惡的人，也非與他們共事不可。

大凡人與人之間的交往之所以會產生誤會，都是由於不瞭解對方的立場，假若在這個時候能面對面坦承地陳述自己的立場，必可促進雙方的溝通與瞭解。

夫妻不和若非性格不一致所造成，真正的原因是什麼呢？其真正的原因是將「性格」的格去掉，即「性」的不合。

談到性的不合，內容有許多種，從導引醫學看來，幾乎都是夫婦中有一方是精力衰退，其原因可大分為二。

一是氣血的流動衰退，身體虛弱，結果造成了精力的機能衰退。另一個是用精過度，即性事過度。

夫婦中有一方變成這樣時，二人就處得不好了，對健康的一方來說，對方不能滿足其性的要求，對另一方來說，和對方做愛也變成痛苦。本來對男女雙方來說，做愛是一種安穩的享受，現在則變成痛苦的根源。

丈夫有外遇或妻子紅杏出牆，雖然有各種理由，但真正的原因是一方精力衰退，不過不必擔心，可用導引術來恢復健康。

男性精力的機能是否旺盛，可由勃起力顯示出來。當然年輕時若不用精過度，應該都會很旺盛的，但是年紀大了，也可藉導引術使氣血的流動旺盛，並注意保持養生之道，這樣即使年紀大了，性也不會衰退。

而女性「精」的機能是否旺盛，已婚者可由膣的緊縮性而得知。有女性因子宮肌腫的手術而切除子宮，對女性來說子宮為精之源，這樣當然膣部完全無緊縮性，因此先生對她非常的不滿足。

這位女性由於想治療其他的疾病，而學習導引術。經過二年後，膣的緊縮性漸漸復原，而且本來已經停止的月經，又開始來了。她很吃驚的去讓醫生檢查，子宮雖小，但是已再生了。

他們夫婦對於導引術的效果非常驚訝。

從西洋醫學的觀點來看，這是不可思議的事，但在動物體內，精之源的性器，確是持有旺盛的再生能力。

例如男性的陰莖，即使切除之後，也可以自然的一點點再生出。接受變性手術的男性，數年後一定要再動手術，原因即在此。動物中的蜥蜴，全身充滿精的機能，將蜥蜴的尾巴切除後，還是能生出，即因「精」機能佈滿到尾部。

為丈夫或太太外遇而煩惱的人，若想使自己的先生或太太重新返回自己的懷抱，就要好好想到，自己「精」的機能是否衰弱了。當然並非僅有「性」才能維繫夫婦之間的感情，不過這是互慰心理，創造美滿家庭的重要條件，不是嗎？

使家庭生活美滿的「息字訣」

有關夫婦間「精」的平衡是很重要的，在此希望大家平時要注意道家的「息字訣」，意思是教誨我們不要做事做得太過份，要好好休息，這是非常重要的，對於使家庭生活美滿很有助益，可說是人生智慧的錦囊。

不休心則勞心。
不休神則傷神。
不休生則失生。
不休形則疲形。

雖然僅是四句的教誨，但其意義卻非常的深。在此舉出一個離婚後能夠各自創造幸福人生的錢先生和王女士的例子。

敢於提出離婚的事，是已十分了解「息字訣」內，所謂創造美滿家庭生活秘訣。

錢先生和王女士剛結婚時，夫婦關係是很好的，但並非性格相合，而是互相對於性的要求很圓滿。若能一直繼續下去，當然是沒問題的，可是錢先生所工作的公司倒閉，於是他們的生活有了變化。

本來就花錢闊氣的王女士，不管丈夫已經失業，也不節儉一些，在王女士來說，她認為公司倒閉，也不是她的責任，她不必要節儉的使用金錢。這樣一來，夫婦就常爭吵，無法心連心了。

當然在此狀態性方面也不會圓滿的。肉體之結合並非僅是肉體相合，而是需要有互慰的心理結合才是真意的。

當他們來和我磋商時，我建議他們最好離婚。在一起的話，更會互相傷到對方，而對於孩子也不好，只是可憐了孩子。後來，孩子由父親領養。

過了五年，王女士自己開了家婦女服飾品專賣店，雖然生意沒有非常興隆，但也做得不錯，她認為與其夫婦共同合作，不如一個人來謀生賺錢，更易領悟生活的意義。

錢先生也再結婚，有一個男孩，和前妻的女兒一起生活。這個女孩因為能和父親生活在安定的家庭裏，所以看起來比以前開朗多了。

若是錢先生和王女士仍繼續維持夫婦關係生活下去，會如何呢？為了保有家庭的形態，兩人將會更勉強的僵持下去，弄得身與心都不能休息，包括孩子在內，都會受到傷害。

家庭就是使心靈得到休息的地方，若為保住家庭而使心靈得不到休息，可說完全本末倒置了。

若藉著短暫的努力，可以渡過此危險狀態，而後恢復寧靜的家居生活，就能繼續保住家庭。若是經十年、二十年，一直互相傷害著對方，到了老年才和平相處，這實在太浪費短暫的人生。

當然，如果兩人有堅守家庭的意志，也是可以的。做到儘量能做到的境地為止，試試看也是好的，而假如能夠如此，我也絕不會建議離婚的。

總之，家庭是為夫婦及其他家人而設的，並不是夫婦及家人為了家庭而存在。對於「喜歡」或「討厭」這種動搖的心靈，自己必須坦白承認。

人的身體若得不到休息，身體將會受到傷害，同樣的，若不讓內心休息，心裏也會受到傷害。傷心的伴侶或是曾彼此傷害的人，要再建立美滿家庭，是不可能的。

人往往因要獲得幸福，就設定一個目標，以為只要達到這個目標，幸福就垂手可得。當然未來的事必須預做盤算的，不過，最重要的是個人自己的心意。

有關夫婦的關係，雖然僅是小小一則例子，但可看出美滿的家庭中，都已無意識的在實行「息字訣」的教誨了。若是夫婦間有某些煩惱存在，希望他（她）們一定要想一想這道家的金言。

身體微恙會使夫妻不和

人類經常會用「思考」的先入為主觀念來捕捉對象。覺得自己的孩子比別人家的孩子更可愛、覺得自己的女朋友是最美的女人。就好像「情人眼裡出西施」一樣，即使他人不以為然，還是覺得自己心愛的人可愛。

人就是在嚐試中獲得經驗，在錯誤中求取教訓，在學習中期待進步；在失敗中尋找成功的啟示。

前面所敘述的是以性和心的角度，來談有關家庭生活的幸福問題，在此又介紹一個因一點小事，而造成夫妻不和的林女士例子。

林女士初次來拜訪我，是為了治療風濕症，由於她的病是初期，所以學了導引術一個月後，已完全痊癒。當她康復後，在第二次的講習前來答謝我，突然要和我商量一些事情。林女士三十四歲，這二、三年來一直煩惱著的風濕症已完全治好，她對於自己的健康也充滿自信，而此時卻想和先生分手。

我吃了一驚，以為她是風濕症治好，才想離婚，詳細聽了她說的理由，原來是覺得她先生吃飯的方法非常不雅。

吃豆腐時，用筷子弄得細碎如泥般的來吃；吃東西時，總是咬出聲來。她請先生停止這種骯髒不雅的吃法，但先生完全不聽從，每天生活在討厭的氣氛中，孩子出生了，現在已五歲，現在也模仿著先生的吃法。

林女士認為這樣下去，可能先生及孩子都會令她討厭，所以決心要帶著孩子回娘家。

我問起她先生的人品怎樣，她回答說，是一個很體貼的人。開始時對林女士的病是很擔心的，建議她學導引術的也是她先生，於是我請林女士帶她先生過來讓我認識。

第一次見到林女士的先生，果然如我所想像的。我從林女士那裏聽到有關她先生吃飯的方法，就大概可以想出一個所以然來，她先生患有輕微胃潰瘍，在孩童的時候，胃就不太好了。為了愛護自己的胃，於是養成吃東西細嚼慢嚥的毛病，將豆腐弄碎來吃，也是這樣的原因。

我教他按腹法，他的胃病不久就治好了，而林女士最討厭的他那種吃相，也奇跡般的消失了。

並非限於林女士的丈夫一例而已，身體有毛病時，確是會造成怪癖，有時這種身體的毛病，就是直接影響夫婦不和的因素，若能清楚的明白原因，藉導引術便可簡單的治好，像林女士這樣，對方有怪癖的原因，也是突然被發現，不然，通常人們是不會注意到怪癖的原因。

因此，當發現對方有怪癖時，要憐憫對方，仔細觀察對方的身體，早點了解原因，知道原因後，用導引術來治療，即可糾正怪癖，否則只認為討厭、討厭的，將會因一點芝麻小事，而造成了夫妻分離。

最後，再舉一對陳姓夫婦的例子。陳先生因患有齒槽膿漏、慢性胃炎、痔等多種疾病而煩惱，所以學習導引術，做了導引術數個月後，這些疾病陸續治好，陳先生才發覺到自己的臉及身體，看起來都年輕十歲。

因此，鄰居的人對陳太太說：「妳有位年紀比妳小的先生真令人羨慕呀！」陳太太聽到後非常驚訝，事實上陳太太比陳先生小六歲。

以前陳先生如何的勸太太來學導引術，太太都覺得很無聊，但現在陳太太已經熱衷的來學習。他們夫婦一齊學習，使身體變得更年輕、更健康。

夫婦若有一方身體出毛病，為了要除去此毛病，來做導引術一定使家庭生活圓滿。但若夫妻未一起做，不做的一方將明顯的先老化了。換言之，創造美滿家庭生活的秘訣，在於夫妻一齊來做導引術，必可達到的。

一個人如果身心都健康，那麼，不論什麼事都可以去從事，其餘的，就只要看努力的多寡而定。

精力衰退

「年紀輕輕卻頭上無毛，光溜溜禿頭的男性精力絕倫。」自古以來即如此傳說著。事實上我們看看周圍，的確有這樣的男性。

荷爾蒙多則性能力強，禿頭與精力結合而生，可能這種看法較正確，但禿頭並非荷爾蒙的因素，因遺傳的說法也有，還是不要縱慾過度較好。

精力是人活力之源，因此，精力衰退不僅會造成夫妻不和，於工作上也會受到影響。

通常精力衰退的男性有共通點，即腰部老化，因此精力衰退的人，首先要做鍛鍊腰部的導引術。

《鍛鍊腰法》

①兩腳曲立而坐。

②兩手抱於兩腳的膝蓋，用力將兩腳縮回，頭碰到膝蓋。

③一邊抬起頭，一邊從口中吐氣，吐完氣後再由鼻吸氣。②③的動作反覆做七次。

以上算一回，早晚各做一回，一天最少做二回。還有做此動作頭無法碰到膝蓋的人，顯示身體不僅很僵硬，而且患高血壓者為多。患者可做《導引術——治病、美容》中，使血壓恢復正常的方法。

腰部藉鍛鍊腰法變得強壯，使衰退精力恢復正常，自然而然的自己對於房事也恢復自信，在此介紹另一種使性的勃起力、持續力高昂的方法。

《以溫水及冷水澆性器法》

準備溫水和冷水，先用手盛溫水澆性器兩三次。再同樣的盛冷水澆兩三次。此法在房事前反覆適當的做。

在此請不要誤解，以為做此法可恢復精力，就縱慾過度，變成反效果。精力並非無限源源而來，若是能控制得當，即使上了年紀，也能得到人生的樂趣，

鍛 鍊 腰 法

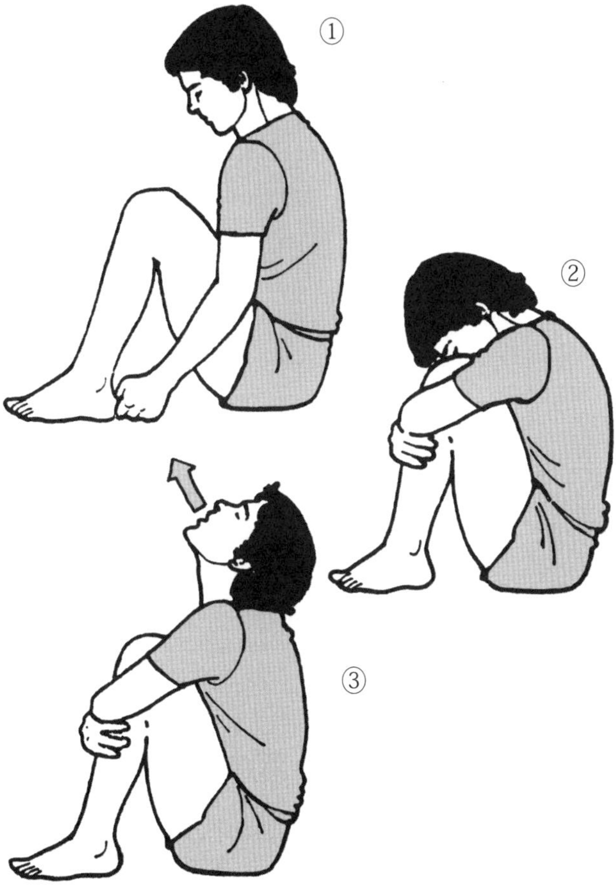

注意 頭碰不到膝蓋的人有患高血壓之虞。

這才是導引術的真意。有些專門讓年輕人看的雜誌說，手淫是無害，勸誘人浪費精力，這實在是錯誤的。

性冷感

女性的性感帶分布於整個身體，但是與男性稍有不同。依女性的年齡、性經驗的年數、次數的不同、性感帶的快感也有差距。

女性和男性同樣有性的慾求，要加以滿足並非可恥的事情，也不是厭煩的事情。這是人類自然的行為。

但患性冷感的女性，不僅對性的感覺遲鈍，而且對於悲、喜等感情的衝動也不清楚，對於事物特別容易陷於不關心、無感覺的狀態。

這樣未免對於值得珍貴的人生，過得太平淡無趣，這實在是很可惜的，一定要用導引術來治好。

有位結婚已二年的丁女士，是位典型的性冷感患者，因為被先生觸摸身體時，無任何快樂的感覺，她說，為什麼夫妻一定要做愛呢？最近她先生向她要求做愛，她認為有禽獸感，所以想離婚。

詳細聽丁女士的訴說，知道丁女士的先生所做的性行為是極正常的，丁女士想離婚的原因，還是因她本身患性冷感的問題。

丁女士說通常國中、高中生，對於性事都會有很強的好奇心，但她卻一點都沒有，當朋友們談性的話題時，她幾乎從未加入聊天的一夥內，而對於刊登性方面報導女性雜誌，她也從未看過。

丁女士就這樣的和一位青梅竹馬的男友結婚，在結婚前，兩人也從未有過親吻的事，丁女士直到結婚當天，從未想到她丈夫是他性的伴侶。性，對她來說，只不過是應丈夫的要求而做，不久對於丈夫的性行為當然感到厭惡了。

像這樣的女性，若是丈夫的教導有方，對於性的感覺就會漸漸產生，自然會發現房事的樂趣。本來健康的女性是不應會性冷感的，月經也正常，而未發現性的樂趣，是因對於性的感覺尚未充分產生。

我教導丁女士撫摸大腿內側的方法，其實應該請她先生一起來，性並非僅是自己的樂趣，也需要使妻子十分快樂才行。

不過因為丁女士是瞞著她先生來此練習的，所以，只教她能使性的感覺容易產生的方法，但這不是產生性感的方法，而是容易產生性感覺的方法，此點請不要誤會了。

《大腿內側撫摸法》

①坐著兩腳張開，向前伸，輕輕閉上眼。
②右手覆於左手上，用左手的手掌撫摸左腳大腿內側二～三分鐘。
③其次左手覆於右手上，用右手手掌撫摸右腳大腿內側二～三分鐘。

在撫摸大腿內側時，要注意從膝關節附近向後撫摸，若是反方向撫摸則無效果。此法早上及晚上各做一次，一天最少做二次，有空的話，一天做三～五次效果更好。

老實說，我對丁女士未說明做此動作的意義，只是對她說，她由於要和從小交往、彼此了解性情的丈夫分離，而身體虛弱，應該做些使身體健康的運動。丁女士經過三個月後，完全治好性冷感症，後來她和先生一起來拜訪我，事實

大腿內側撫摸法

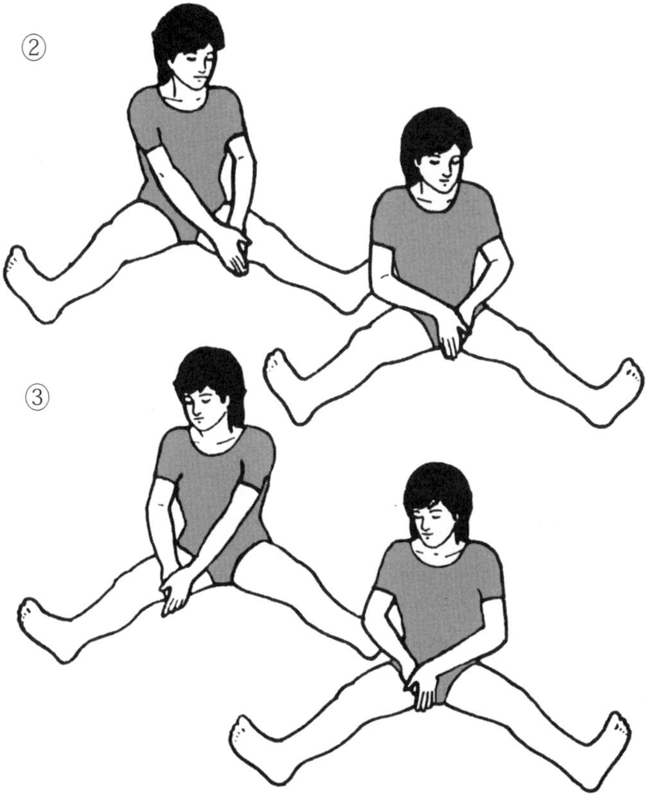

要訣 由膝關節附近向裏撫摸。

勝於雄辯，這就是一個明顯的例子。

患性冷感者，帶有腎臟病的人也不少。腎臟是和性機能有密切關係的器官，同時也與情感、情緒有關的器官。臉色呈紫黑色、易出汗、肥胖的人，腎臟也必定不好，為了治好性冷感，除了做大腿內側撫摸法外，還要配合做健固腎臟的方法。

無月經的女性，患性冷感的原因，是因性器發育不全，所以在做大腿內側撫摸法之前，必須先治好發育不全症。有關此法可參照「導引術——治病、美容」中所介紹的方法來做。

膣的緊縮性不良

男性性的勃起力，女性膣的緊縮性，是顯示出性能力是否旺盛的標記。女性常不注意自己膣的緊縮度如何？例如與丈夫做了性事後，也不感覺怎樣，這就表示妻子的膣緊縮性，即性的活力已衰退。

特別是產後，若不將鬆弛的身體恢復正常，就容易老化，這是需要特別注意的。在平時，可以多做下列介紹的緊縮肛門法。

《緊縮肛門法》

坐著或站著均可，吸氣時緊縮肛門，吐氣時放鬆，連續反覆作此動作三十次。膣與肛門肌肉是相接的，所以肛門肌肉緊縮，膣部也就會緊縮，一天做幾次都沒關係。

這樣繼續做下去，不但膣緊縮性轉佳，而且能促進腹部下方氣血的流暢，使子宮及卵巢機能旺盛。

《使膣部緊縮良好的服氣法》

①坐著兩腳向前伸直，由口中一邊吐氣，兩手向前慢慢伸開。

②由鼻腔慢慢吸氣，兩手縮回，拇指放在掌內，輕輕握拳，置於兩腋下。此時肛門要收縮。

③吸氣感到難受時，放鬆肛門，慢慢的吐氣，兩手伸開。

膣部收縮服氣法

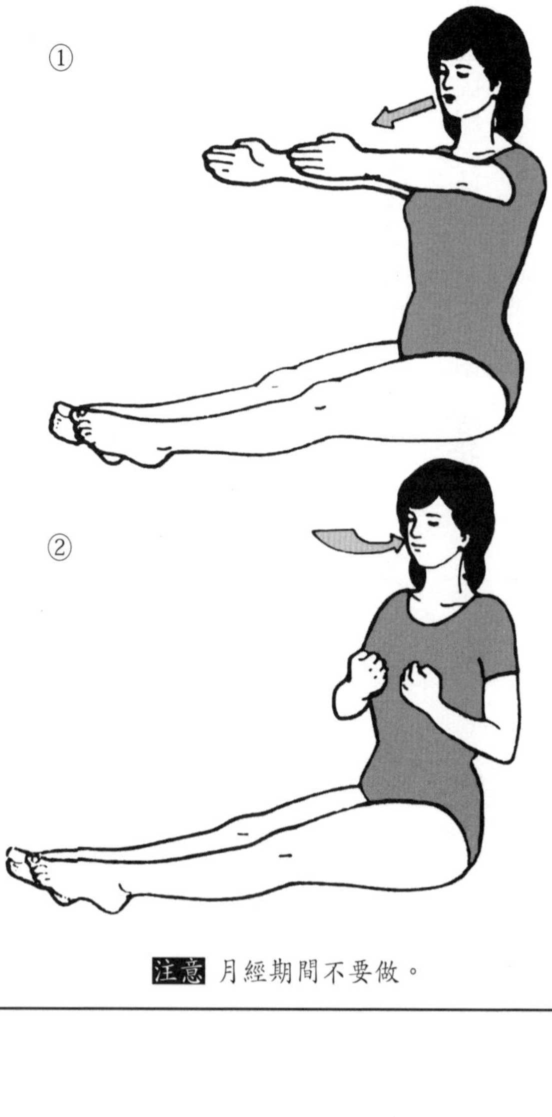

注意 月經期間不要做。

以上做三次，慢慢反覆地做。

儘量選在空氣新鮮的地方來做；在月經期間不要做。

肌膚衰老、身體老化

回到家後看到妻子蒼老的臉而感到厭煩的人，一定不少！或許有的女性對此男人的高調，會加以反駁，但若是為人妻者能一直保有年輕魅力，家庭生活也一定能美滿快樂的，至少由於先生外遇而導致家庭破滅的悲劇，可以減少很多。

導引術不但能使妳保持青春，又有著使老化的身體恢復年輕的方法，大家一定要試試看。女性要變得更年輕，除了要使肌膚變得嬌嫩外，還有防止生理上所帶來的老化現象。

皮膚細胞約經過三十天的週期，會更換新的細胞。食物中的蛋白質，藉著成長荷爾蒙製造出新細胞。事實上，成長荷爾蒙的分泌，是睡眠時的「慢波睡眠時」。因此，睡眠不足時肌膚會造成敏感的影響。

首先是肌膚的問題。女性的肌膚，特別是臉的皮膚容易老化，常常是因為化粧的緣故。

為了防止肌膚衰老，不要使用化粧品是最理想的，但為了遮隱老化的肌膚，而離不開化粧品的人也不少，關於這一點，有許多學習導引術的女性，因為肌膚變得很美，所以不再需要化粧了。

當然，不管導引術效果如何的高，但也不能說，像魔術般的不要化粧，就能立刻有著嬌美的肌膚。在此介紹即使化粧，用了化粧品，也能防止肌膚老化的方法，這也是治療肌膚衰老的方法。

《防止肌膚老化法》

①用水洗臉，將水氣去除乾淨。

②將兩手手掌摩擦溫暖，然後用手掌摩擦整個臉部。首先在臉部右側，由額→面頰→下顎的順序，用右手摩擦三十次。其次在臉的左側，依同樣順序摩擦三十次。

此法在早上及晚上洗臉時來做，最重要的是在晚上卸裝後，一定要用手洗臉，然後做此洗臉法。

繼續做一週後，肌膚就變得光潤，經過一個月，肌膚將變得年輕，使妳幾乎認不出是妳的臉來。

女性的生理在三十歲後開始衰退，為了預防並一直保有青春的身體，一定要和防止肌膚老化法配合來做。其次介紹的就是恢復年輕的方法。

《身體恢復年輕法》

①正坐（腳不重疊的坐法）或盤腿而坐，呼吸一下。

②由鼻一邊吸氣，兩手交叉，用力按於左右膝蓋。

③停止吸氣，手離開膝蓋，兩手重疊。

④用重疊的手掌輕輕的叩打腹部，左右各兩次，由口中吐氣。

以上算一次，各做三～七次。

感到難受時不必勉強的增加次數。在月事來臨前避免做此法，因為具有旺盛生理機能的效果，所以出血會更多。

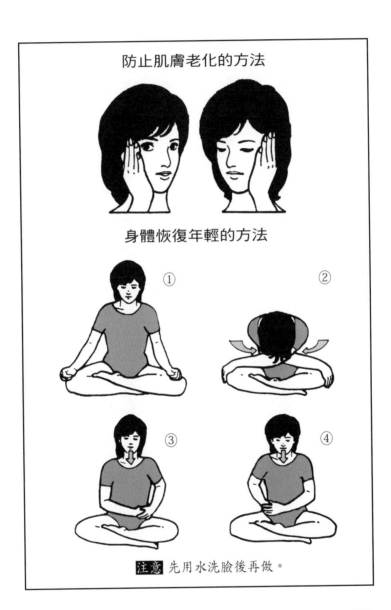

防止肌膚老化的方法

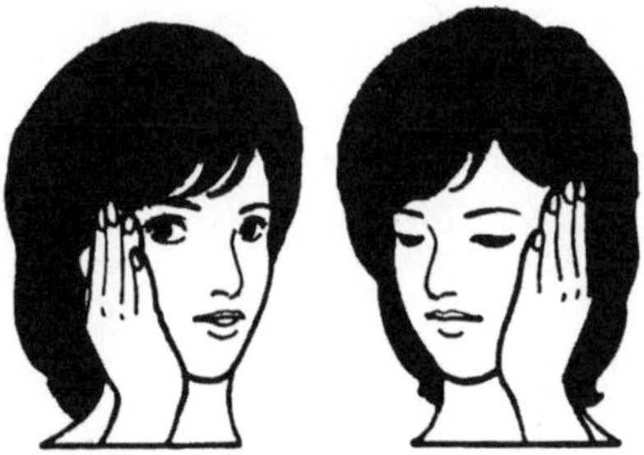

身體恢復年輕的方法

注意 先用水洗臉後再做。

從年輕時開始就做此法，可使月經通順，避免更年期障礙的煩惱。

現在為更年期障礙而煩惱的人，做此法也有效果。

女性生理機能衰退時，應排出體外的血，漸漸難於排泄出去，污穢的血會蓄積體內，而此污血會使女性更加老化，這也是造成更年期障礙的原因。

開始有著更年期障礙的女性，做這恢復年輕的妙法時，一時將會使出血量增多，而已停經的女性，在短期間內也會出血。

無論如何，這都是排泄淤積體內含有邪氣的瘀血，所以不必擔心。污穢的血從體內全部排出後，肌膚就會再呈現光澤，恢復年輕的身體。

如此，不但能使更年期障礙全部消除，又會使身體變得年輕，於是自然會受人矚目，這也是妳努力所得的美麗成果。

歇斯底里症

現代是女權高張的時代，然而果真的女性變剛強了嗎?從近來的家庭或社會可看出，自己的權利有點受損時，就柳眉橫豎地發怒、大聲喧嚷的女性，實在不少。這不是女性變得剛強，而是患有歇斯底里症。這樣的女性增多時，社會就變得不安寧，家庭也將變得陰晦，實在無安心的場所了。

為一點芝麻小事立刻就杏眼圓睜，突然歇斯底里亂叫的女性，患有便秘症的人不少。由於容易便秘，雖然想排泄也排泄不出，心情變得焦慮，而這種焦慮的心情，就顯示在行為上，造成了歇斯底里的行動。像這樣的女性若治好便秘，性情就會變得安穩。

在此介紹很有效果的按腹法導引術。

《按腹法》

①仰躺著，兩膝彎立起，放鬆腹部的肌肉。

②將手掌摩擦生熱，然後用手掌輕輕的撫擦整個腹部二十～三十次。

③兩手的指尖齊立，將腹部約略縱的劃分三等分，橫的劃分三等分，由下而上按順序按壓。此時感到發硬的部分即是積便之處，要好好的按揉。

按腹法早晚各做兩次。空腹時來做，能治好頑固的便秘，也就能抑制歇斯底

按腹法

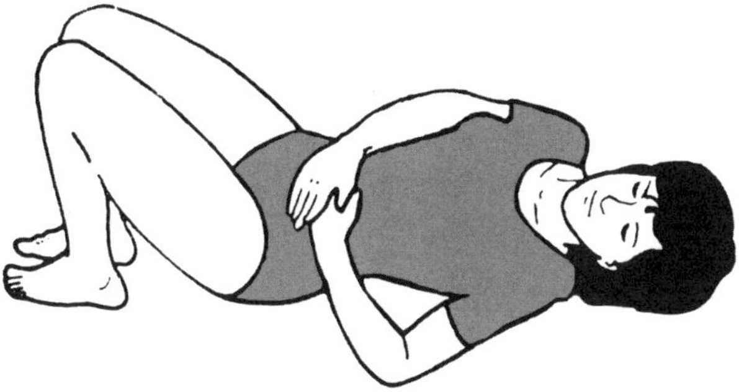
（揉）

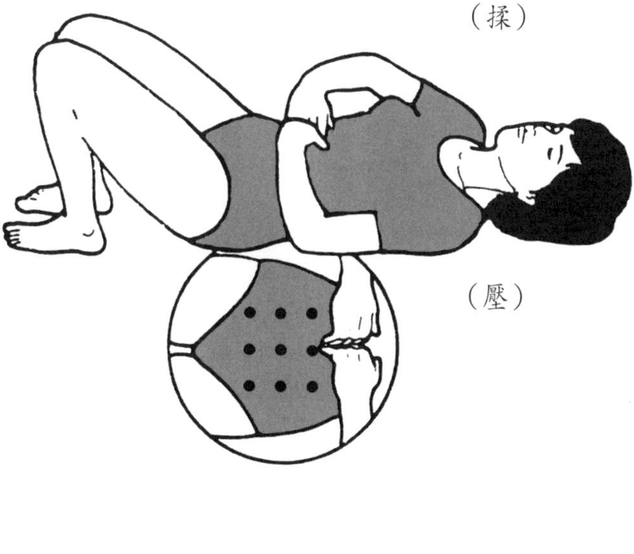
（壓）

注意 動過盲腸、胃腸手術的人，不可做按壓法。

里症了。

動過盲腸或胃腸手術的人，絕對不要做③的動作。

女性會患歇斯底里症，和廁所也有關係。近來由於住宅關係，廁所向西的家庭不少，每日使用這種廁所方向的女性，一直受西方陽光的照射，而女性的陰部是不能直接受陽光照射的。能顧慮到的人就會在窗外種樹，或增厚牆壁，以遮陽光從西方射入，這是很重要的。

對性感到厭煩

有位已婚六年的女性，卻一直對「性」持著抗拒態度，問她理由，她說性是不潔又令人厭煩的事。

這樣對下半身具有不同見解的人，她的看法是全無意義的。在道家的觀念中，認為人類的身體絕無令人討厭的部位，而她卻認為有令人討厭的地方。

那麼，為何她會有這種想法呢？與其說她是受古老觀念的束縛，不如說她是由於身體上的不正常所致。

看了她的身體，可知她的腹腿溝部分非常硬，這是嫌厭性事，腹腿溝才會變硬，終於變成不適合性事的體位。

我立刻改變了她的偏見，教她使腹腿溝部分變得柔軟的導引術，而三天後她已能迎接丈夫，擁入自己的懷抱了。

《使腹腿溝柔軟的方法》

①仰躺，兩膝彎立起。

②用兩手抱住膝蓋下方，由口中一面吐氣，兩膝縮向胸部，此時，兩腳頸向內側彎曲。

③吐氣之後，閉口，放鬆兩手、兩膝及兩腳頸。

以上各反覆做六次。要點在於要使大腿碰觸胸部，腳頸儘量彎曲。

不管男女，對於性事無自信的人，腹腿溝會變硬，所以全身欠缺力氣，一試便可知道。

而這樣的人做此動作，在短期內必定有效。

腹腿溝柔軟法

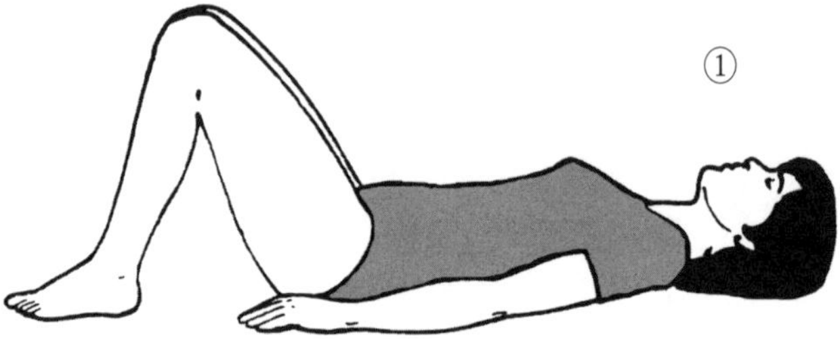

①

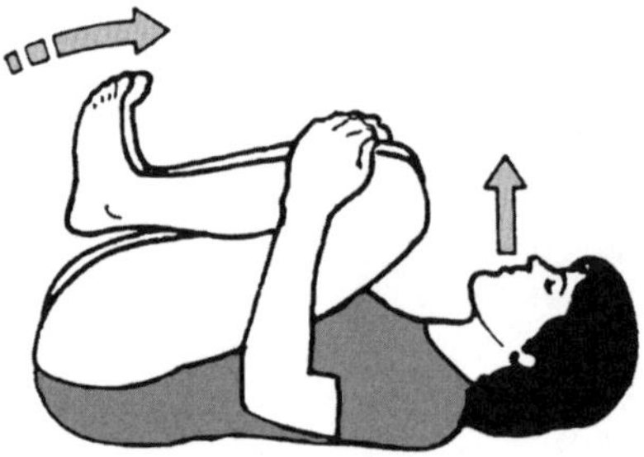

②③

要訣 大腿要觸及胸部，腳頸儘量彎曲。

惡癖無法治好時

俗謂「任何人多多少少都有點習癖」，這種習癖若讓周圍的人感到不愉快，就不好。特別是夫妻，因介意於對方一些細小的習癖，以致於對方的臉也不想看，甚至產生嚴重夫妻失和的事情。

知道習癖是出自身體原因的人很少。有所謂「脾氣」或「皮氣」，其意即是脾臟聚積邪氣，或是皮膚和肉之間有邪氣滲入，於是造成了壞的習癖。

首先談到脾臟因素所造成的習癖，在此若蓄積邪氣，鼻子或喉嚨就會呼呼的出聲，咬指甲，或吃飯時狼吞虎嚥的發出大的聲音，造成個人的壞毛病。

因此，做消除脾臟邪氣法，就能去除聚積的邪氣，壞毛病亦將改正了。

《消除脾臟邪氣法》

①做跪坐的姿勢。

②在床上手放於後面，右腳向前伸直，口中一邊吐氣，一邊將頭往後仰。

消除脾臟邪氣法

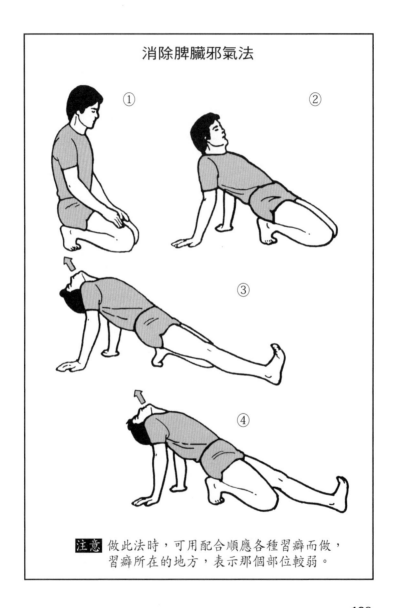

注意 做此法時，可用配合順應各種習癖而做，習癖所在的地方，表示那個部位較弱。

③左腳縮回，恢復原來姿勢，然後再將左腳伸出，做同樣動作。

這樣左右相互各做三次。

關於皮膚及肉之間聚積邪氣。有些人被稱讚時，有搔頭或搔頸的習慣，是因其時邪氣集中頭或頸部，因為強烈感情的激動而聚積邪氣的情況，邪氣集中的地方因人而異，要治療這樣的習癖，必須平時注意自己的習癖，手經常去觸摸的地方，用手掌摩擦即可。例如手習慣放於臀部並覺得會癢時，摩擦幾次將可治好。

《導引術帶給我們的生活啟示》②

防止婦女病的棉製內衣褲

內衣褲的材料有棉、尼龍、聚亞胺酯等多種，從導引醫學看來，以棉製的最好。優點如下：

第一、通氣性良好。人類並非僅用鼻呼吸而已，全身的皮膚都在呼吸，全部身體都從大氣吸入新鮮的「氣」，排泄蓄積體內的邪氣。因此，要使皮膚呼吸順利進行，通氣性不良的材料所製成的內衣褲，是不好的。

第二、吸濕性極佳。汗中含有多量蓄積於體內的廢物，若不適當的為內衣褲所吸收，就會造成皮膚炎症或潰爛的因素。

第三、具有不易發生靜電的性質。大家都知道尼龍等化學纖維容易引起靜電，一到冬天長襯裙或裙子容易纏住，就是這個緣故。

靜電不僅帶給人不愉快的感覺，又會妨礙氣血的流暢。我們體內的動脈中，帶電的體質分為正、負。而貼身於皮膚的內衣褲發生靜電時，體中電的流動就受到妨礙了。

特別是尼龍製的內褲或褲襪，因緊密貼於女性性器，容易造成婦女病，所以要避免穿尼龍製品。當然並非只是內衣褲如此，上衣的材料最好也是棉製的，而且儘量要穿寬鬆，不要緊貼身體的比較好。

第四章

導引術能消除對異性的煩惱

●不受歡迎　●相親不順利
●一直單相思而無結果　●對性的不安
●無法忘掉昔日的情人……這樣的煩惱都可清除。

藉導引術清除自卑感

我們都知道，寶石不是一開始就閃閃發光的。原石必須篩選再經過琢磨，才能成為寶石。而琢磨原石，是一件相當費工夫的事情。年輕人對於要花功夫的事情，最沒有耐心。因為他們成長的環境，只教導他們如何避免花功夫。

有關為異性引起的煩惱，其內容因人而異，有的是難於表達自己的心意給喜歡的對象而煩惱，有的為自己一點也不受異性歡迎而煩惱，有這些煩惱的人，通常都是年輕未婚的男女比較多。

我們常說的戀愛病，很可惜的是，這連醫生、醫藥都沒辦法治癒的疾病。而很明顯的，只要一紙情書來到，或男朋友、女朋友來訪，便可治癒的病。

下面說一個小笑話。

有位年輕小姐因戀愛問題煩惱得精疲力盡，於是找自己的祖母商量，祖母年紀已超過七十歲，應是很早就從戀愛之道畢業的老手，她孫女兒問她，這種痛苦的愛情煩惱要到幾歲才沒有呢？

祖母聽了孫女兒的話之後，臉立刻變得通紅，對於戀愛問題，即使是祖母到現在仍像現役軍人一樣，尚未能退休，人到化為灰燼為止，煩惱是無法消除，這就是祖母所要回答的。

的確我們到死為止，是無法離開因異性關係所產生的煩惱，而此煩惱的因素也有很多種，因人而異。

於此所要介紹的幾個例子，有關因異性而引起的煩惱，幾乎都是其本人有肉體上的自卑感所導致。所以，除了藉導引術來消除造成煩惱的自卑感外，別無他法。使人生快樂是導引術的一大目標，所以因異性關係而煩惱的人，一定要早點做導引術。

造成恐懼男性的原因

已是幾年前的事了，有位陳小姐因患有恐懼男性的毛病，請教於我。起初她不是來問我有關恐懼男性的問題，她對我說，對於現在的工作一點都不喜歡，和雙親又相處不好，雖然想自己獨立過活，可是以現在的收入來說，是辦不到的，到底為了什麼而活著，自己也不清楚。

只說這些話，究竟陳小姐是怎樣恐懼男性或許能想出吧。

一看到陳小姐的人，都會注意到她的胸部非常的大。穿著漂白布做的貼身衣，但乳房絕不是健康發育而成，只不過是蓄積水毒的「水袋」罷了。而且陳小姐自己也沒注意到，說話時有聳胸的習慣動作，陳小姐真正煩惱的原因在於胸部，我一提示，她就明白了。

我說：「做導引術可以使妳的胸部變小，也就可以消除妳的煩惱。」她一聽到我這麼說，哇一聲伏在桌上哭了起來，然後她一邊掉眼淚，一邊的說出她恐懼男性的毛病。

陳小姐的胸部從小學時即開始發育，到國中畢業時，胸部比同班同學大了一倍以上，等到上了高中後，又增大不少，在街上走著或是在公車中，略不注意就被陌生的男人觸摸。

因為有這種種經驗，使她深刻的認為男人都是討厭的東西，有如禽獸。當就業被分發到百貨公司的領帶專賣櫃時，她立刻要求改分發到賣食品的地方，這也是因為在領帶專賣櫃必須接觸男性，而她討厭和男性顧客應對。

詳細的診斷陳小姐的身體，知道她的荷爾蒙均分佈於上半身，又因腎臟機能不好，所以尿的排泄不良，以致多餘的水分蓄積在乳房，於是立刻教導她緊縮乳房的導引術。

在此要順便一提，有些人和陳小姐相反，女性荷爾蒙達不到上半身，只分佈於下半身，像這樣的人過了二十歲，仍是一副天真少女的臉，胸部平坦，僅是臀部肥大、蘿蔔腿。

或是荷爾蒙的分泌量太少，不能像女人身體似的圓滾，卻是一副瘦削少女的體型。上述的體型都要使荷爾蒙上下分泌平衡，能做促進荷爾蒙分泌的導引術，就能擁有健康女人的身體。

陳小姐來請教我經過六個月後，她再來了。我看她胸部雖仍比一般女性標準大了些，但和以前相比已小得多。由她明朗的表情就可看出，導引術的確消除了人的煩惱之源。

「老師，我因大乳房而自認一生命運將是煩惱下去，沒想到竟那麼容易就有方法使我的胸部變小了。」她眼裏閃爍著光輝對我說。

我回答她：「大家認為命運不會改變，這是錯誤的觀念，命運是可改變的，但不能改變的是宿命，例如妳生在台灣這不是妳預先能知道會變成這樣的，現在即使不喜歡，也沒辦法改變。但是命運要改變，無論怎樣都可改變，而改變的方法即導引術。妳因做了導引術使胸部變小後，觀念隨著改變很多，觀念改變，生活方式、行動等也都改變，這樣一來，當然妳的命運也改變了。」

事實上，她即是因做了導引術，使胸部和常人一樣後，生活大大的改變，以前被色鬼所困惱的事也沒有了！因此，對男性極其厭惡的觀感也消失，而能以自然的心情來和男性接觸。

這樣她覺得男性中具有魅力的，也大有人在，所以，她又調回和男性接觸機會較多的領帶專櫃。以前在百貨公司工作極感失望的心情已經消失，開始湧出工作的慾望，她的身心完全復原了。

人如果不努力，命運也幫不了他的忙。人與人之間，若能互相存有感恩之心、關懷之情，就能天天過快樂的日子。

導引術能治好因性器短小而自卑者

你是否知道男性性器的大小呢?根據六十多年前某權威學會的研究報告，男性陰莖的長度為十二公分，陰莖周圍為十・五公分，龜頭長度為四公分弱，龜頭周圍為十二公分弱。而歐美人的陰莖長度為十五～六公分，比東方人多三公分長，這些數字為完全興奮狀態時所示的數字，普通狀況比較小。

但根據女性們證言，男性性器過大也不太好，就像口中塞滿長條蛋糕一樣，全然不知味道，女性對做愛性事而言，還是東方男性最好。

前面說過，因異性關係而有各式各樣的煩惱。而有喜歡的人卻難於啟齒說出愛慕的話，於是悶悶不樂的人，大多是因為性的問題而煩惱著。據某項調查，年輕男性中以覺得性器短小而煩惱的為最多。

事實上性器大小是沒有關係的，為此煩惱的人總是失去信心，我覺得他們自身已缺乏精氣，而且這些人一般說來，對於女性都缺少關心，這些男性可說是異常，有關性器短小的煩惱可分二類，不過都可以簡單的治癒。

一是隨便的就斷定自己的性器是短小，一個人偷偷地煩惱著。像這種情形，我就說：「那麼你是和人家比過了嗎？」

他們一聽到我這樣問，驚訝得答不出話來。也沒有什麼根據，就認定自己的是短小，我直截了當的問他們和誰比過，又答不出個所以然來，結果是無聊的煩惱著，這些通常很簡單的立刻能使他們復原。

但要是嚴重的愚者，就必須從各種角度來解開他們內心的煩惱，同時藉導引術來恢復，他們從身體上消失的氣力。若只是想不開的問題而已，立刻都可治好。

另一種短小煩惱是性器發育不良，即真正短小。最近短小的人很多，只有小指般大而已。這樣，即以治好身體上的缺陷為先決條件。導引術也有治療的方法，只要用心去做必可治癒。身體上的自卑感若治好，對於自己喜歡的對象，自然就會積極的去追求了。

導引術的基本原則是毫無後悔的快樂

與異性無法好好交往的人，是因心中對於性存著固執拘泥的心理。

例如，女性中許多人認為自己所以不受男性歡迎，是因腿部太粗大，但有的人比她們腿更粗大，卻感到無所謂，而能和男性交往者也不少。這不同的觀點在那裏？這就是對於性是否心存固執拘泥心理的問題，譬如認為大腿粗的人感覺性是討厭的，要隱瞞的，所以心存拘泥心理。

老子的道家思想，認為在此時、此地要快樂的生活，因此，年輕人只要快樂自由的享受性生活，過著充實的人生即可，而且事後不要感到後悔。道家是不反省的，只要十分快樂過著青春生活，充實的體驗人生，不要增添他人麻煩，做什麼都可以，況且即使事後反悔，這也不是誰的責任，要自己擔當。因此道家主張在此時、此地享受快樂，這是以後不存留禍根的快樂生活方法。

對於做什麼事都沒有興趣、有點神經衰弱的青年，實在是如前「恢復青春」所說的，因手淫過度而失去精力，他那時即使是享受一瞬間的快樂，但並非真正的快樂生活方式。

真正的快樂是一直有著快樂的樂趣，不會殘留著悔恨。如「息字訣」的教誨，快樂也有一種是休息之樂。藉著休息而養精、氣，而後再玩味新的樂趣。做這種快樂法，就不需要再後悔和反省了。

健康才能真正具有性的魅力

無論做什麼事情，有無自信是一個人能否發揮全力的關鍵。也就是說，面對著某件超出能力範圍的事情，但卻不因此輕言放棄，仍舊充滿信心而全力以赴，那所得的成果也將是令人意外的。

儘管現在男女間的交往已很自由，但因為沒有情人或不受異性歡迎而煩惱的年輕人，實在還很多。其原因並非前面所說的個人自卑感，而是欠缺性的魅力，要怎麼辦才好？性的魅力到底是什麼？只要想清楚就有解決的方法。

通常提到性的魅力，大家都認為女性一定要胸部高高的，臀部也大大的，男性則是要肌肉隆起，個子高大。但事實上並非如此。

前面說過陳小姐因胸部很大，而對男性厭惡，不想和男性交往。肌肉隆起、英俊的男性常常不受女性歡迎，因為是同性戀者。

所以，真正性的魅力並非這種看法，氣和精要充實飽滿，身心均呈健康狀態，才是十足的具有性的魅力，在這世上並非一定只有俊男俏女，才能在異性間吃得開，這是很明顯的。

在此舉一不受男性歡迎是因皮膚黑，所以，想要變白而學習導引術的馬小姐之例子。

她因為想不開一直認為自己無法有戀人，雖有親戚介紹相親好多次，都未成功。一直被回絕後，她認為一定是自己皮膚太黑。

然而皮膚黑是有種種原因的。例如被太陽曬而變黑，這對於年輕人來說反而是一種魅力，但是馬小姐是因內臟不好而造成皮膚呈不健康的黑色。所以馬小姐的肌膚無彈性，缺乏表情。

像這樣不具性魅力的人，大多是身體狀況不好，或帶有疾病，但許多人自己不知是這些因素。馬小姐也是如此，當我指出她是腸和腎臟虛弱時，她驚訝的向我說：「真的嗎？」

我立刻教她治療腸及腎臟的導引術，然後隨著健康的恢復，馬小姐的身體也散發出青春的魅力了。以後她也不再相親，與一位青梅竹馬的男友，終於步上紅地毯的那一端。

捨棄鬱結、固執心理就能積極的追求異性

人類是單純的，若是自己認為是缺陷的地方能夠治好，一直想不開的人也會變得積極。藉整形手術而使鼻子增高的女性，完全改變性格，或是男性動過包皮手術後，變成積極性格的人，也是有的。那是因為已忘卻以前固執想不開的心理，除了是身體不健康外，若只是多少存有想不開的心理，那並非真正的缺陷，能夠將想不開的心理捨棄，也將無所謂缺陷了。

或許有人會說，這種情況是知道的，就是因為不能釋懷才有煩惱啊！這種人在內心深處一直無法拋開煩惱，甚至不想捨去，認為自己無法得到戀人，原因在於有缺陷，一直持著這種想法，以自我安慰。

有位無法忘掉昔日情人的年輕人，談起他學生時代的女朋友，現在已經結婚，有兩個小孩，而他仍然想念她無法忘掉她，於是他也無法再交新的女友，因而煩惱著沒辦法和其他女性結婚。

我一直問他為什麼無法忘掉她呢？原來在分手時，他的女朋友送他親手編織的圍巾及茶杯，他每天用茶杯喝茶，到了冬天則披上她送的圍巾。我抑住想笑的心情，覺得很難受，這樣並非就不能忘掉那位女友啊！

我對那青年說，請將那圍巾和茶杯暫放我處，你需要我再還你好了，我沒有叫他做其他任何事，那位青年留下茶杯和圍巾而離開，不到一個月已交到新的女朋友。

雖然不見得就像那青年一樣，對物眷戀，但有煩惱的人，煩惱常常是多餘的。若是能捨棄，煩惱也將在瞬間解除。這並不困難，實行導引術解除身體煩惱，心理的煩惱也同樣的能簡單的消除。

人心有快樂、悲傷的時候，從整體來看，只是隨著緣而變化心情，如果認為心隨緣轉，雖是悲傷，但盡情的發洩之後，悲傷就會過去，人心就會安詳。

有關心理的煩惱，雖然不能一個個具體的說明，但於此介紹其共通的「忘字訣」。

忘貪則能知足。

忘迷則常知悟。
忘憂則常知喜。
忘苦則能常樂。
忘患則能常安。
忘怒則能心平。
忘失則能常有。

如上所示，這是真理，並且真理是極理所當然的。不要愚蠢而做出超越理所當然的事，好好的將自己的煩惱與此「忘字訣」相互玩味思考。若認為道理知道，做起來卻很困難，這是錯誤的。

一般人都認為，真理是要忍受痛苦才能達到，其實並非如此，真理是一面快樂的去做而達到其境，如此達到真理境地，會越來越快樂。若是痛苦的達到真理後，其後會成新的痛苦之源。

如何快樂的來達到真理境界，如何美滿的來過人生，在第六章會提到，本章只是介紹消除因異性關係而產生的煩惱，及身體上的自卑感之導引術而已。

陽痿、短小

陽萎就是勃起不全。進行性行為時，陰莖無法充分勃起，因此無法插入女性性器中。

由於身體上的煩惱而不能和異性好好交往的情形，有許多種，其中對男性來說，較嚴重的就是陽痿和性器短小。身為男性卻無男性能力的自信，當然無法好好的和異性交往。

常常有人問，男性到幾歲為止還有性能力？我回答說，做了導引術後，不管多大年紀，到死為止，都有性能力。只要不怠惰於保養身體，沒有不能之事。但是近二、三十年來的年輕人，為陽痿而煩惱的人增加了很多。

只要不是先天的缺陷，健康男性所患的陽痿，幾乎都是心理因素所造成，這可以說是一般的認識了。的確，只要改變他們的想法，就可治好。

在此介紹一種導引術的強精法，這是要在澡盆內來做的。

《強精法》

①在澡盆中坐著將腳伸直，用一隻手握著睪丸。

②然後輕輕的揉壓睪丸五十次。

③陰莖勃起時，採半立的姿勢，摩擦尾骨，直到停止勃起為止。

此法能恢復性能力，並非只限於陽痿者來做，凡是對精力缺乏自信的人，一定要做做看。每天晚上做此動作，不僅具有增強精力的效果，對於增進健康，也有極大幫助。

配合強精法，再做大腿根搓揉法，更可治好陽痿。此法也是洗澡時，在澡盆中來做。

《大腿根搓揉法》

①伸開兩腳坐著，兩腳盡量分開。

②搓揉右腿根二十~三十次。

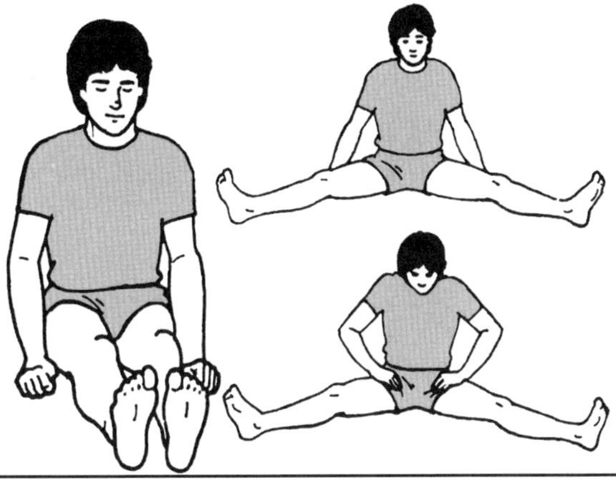

大腿根搓揉法

③同樣的再搓揉左腿根二十～三十次。

年輕男性對於性問題所煩惱的，大多是自卑於性器短小。有關對於性器短小的自卑感，在本章前半也說明過，而且只是想不開鑽牛角尖的人很多，不過目前真正因性器短小而抱怨的人也很多。那是因為東方人的身體，已迅速成長至歐美人一樣的標準，身高是拉高了，可是身高的發育有變化，重要的性器發育卻不足。

另外一個原因是牛仔褲的流行，穿牛仔褲會壓迫性器，使循環不良，而造成性器短小，大小僅有小指般大時，則不是心理問題，所以先要改變身體，否則就無法

大腿內側撫摸法

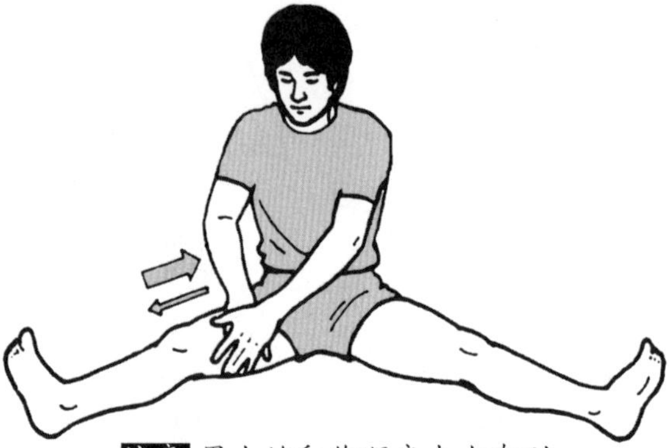

注意 男女的動作順序左右有別。

解除短小的煩惱。前面所提到的強精法，要配合下列介紹的恢復性能力的大腿內側撫摸法來做，就會非常有效果。

《大腿內側撫摸法》

①坐著，兩腳伸開，輕輕地閉眼。

②左手重疊於右手上，以重疊的手掌，撫摸左腿內側二～三分鐘。在撫摸時，是從膝部的關節附近往後按撫，若方向相反會失去效果。

③左右換手重疊，這次從右大腿內側撫摸二～三分鐘。

有些人或許已注意到，此法和前面所介紹的治性冷感的方法一樣。但是要特別注意，男性和女性撫摸大腿內側的左右順序，是不一樣的。

像這樣相同動作導引術，也有男女不同而左右順序有別，這是因為男女身體構造不同的緣故。

藉著上述的方法使你對性充滿自信，對於性器大小的不同，就不會很介意。事實上使女性歡悅，和性器大小不太有關。此點不需要我多強調，只要依照介紹的方法去做，親身體驗比較好。

當然不要只是滿足自己，還要慰藉對方才是重要的事。

胸部鬆弛

放眼周遭，將可發現，有不少女性正為如何使自己擁有健美的胸部而努力。她們穿著緊身的韻律裝，身體隨著音樂節奏舞個不停。有些女性則每天晨跑，企盼能因不停地揮汗運動，而使自己的胸部更健美。

通常認為豐滿的胸部，為女性具有性魅力的條件。的確，對於男性們來說，豐滿的胸部是很迷人的。但胸部若非健康性的繃挺，魅力就要減半了。

胸部美挺法 I

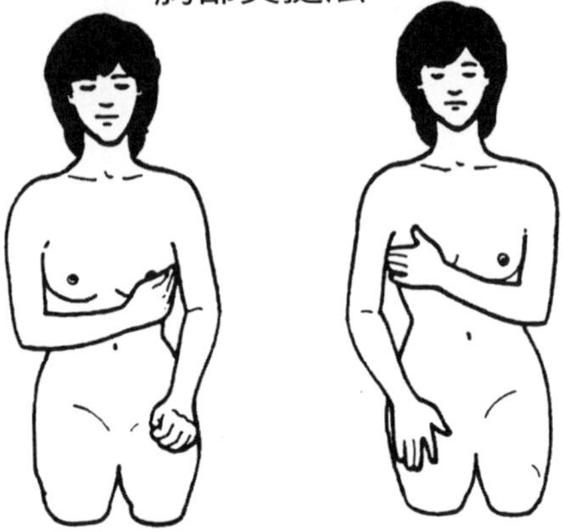

要點 可在洗澡時做。

在此介紹使妳胸部美挺的方法。

《胸部美挺法 I》

①用右手摩擦左邊乳房，以乳頭為中心，摩擦三十次。

②用左手同樣的摩擦右邊乳房。

這動作可以在洗澡時做。特別是胸部異常大或極小時，是因身體狀況不好，做此動作後會使上半身氣血的流動旺盛，可治好胸部肌肉的萎縮，使乳房美挺，同時身體也會更健康。

再介紹一種消除乳房邪氣，使胸部美挺的另一種方法。

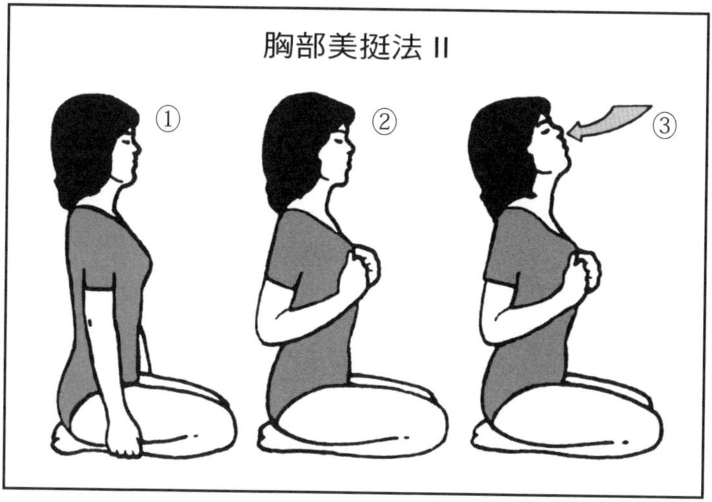

《胸部美挺法II》

①拇指放於掌內，兩手輕輕握拳，正坐。然後以此狀態呼吸兩三次。

②慢慢將兩手舉到上方，按於乳房部分。

③然後以兩肘拉向後方，同時由鼻中吸氣，感到難受時，由口中吐氣，兩肘放鬆，這樣反覆做九次。

有如鴿胸的人，是因腎臟機能衰弱，一定要做一六九頁所介紹的腎臟強壯法。就能使異常隆起轉變成柔軟的胸部。

戴胸罩會緊縮胸部，使氣血流動停滯，是容易患乳癌的因素，若是無論如何一定要戴，應選稍大一些的尺寸較好。真正的美，是自然不勉強的東西。

臀部鬆垂

一位男性，他有位長久思慕的女友，後來終於能和她結成連理，而在結婚的翌晨，看到她在準備早餐的背影，才發覺她的臀部鬆弛，突然間對她的戀情也冷了下來。雖然這是很自私的說法，不過女性若是臀部鬆弛，的確魅力要減半了。

做了導引術後，任何女人都可簡單的擁有美挺，又富有彈性的臀部。大家不妨試試看。

《臀部美挺法》

①兩腳稍微張開站立。
②在臀部分開處，用小指及無名指的指腹按著。
③然後做上下振動的運動。
④一隻手做一～二分鐘，左右兩手交互做。

臀部美挺法

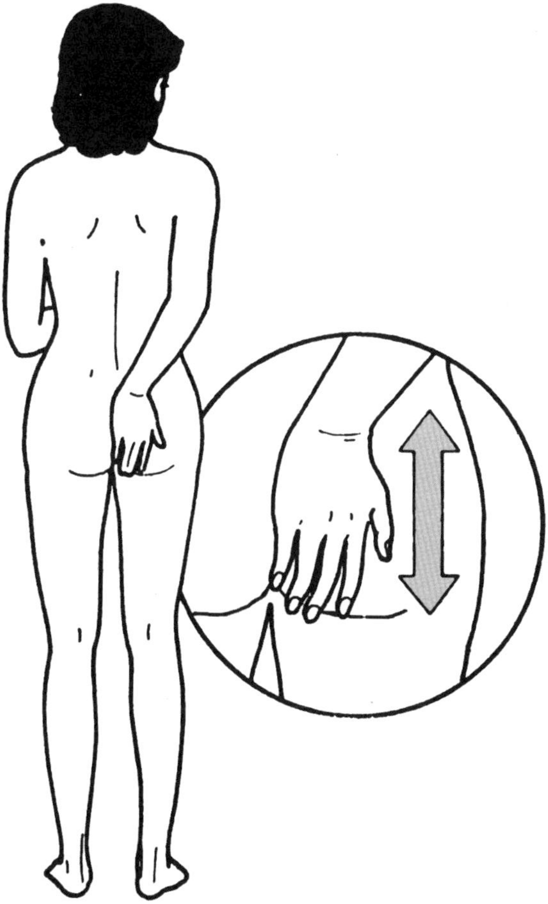

要點 上廁所時做，效果迅速。

此動作要將手直接觸到肌膚，可以於上廁所時做。要養成上廁所時一定做的習慣，短期內就可使臀部美挺。

此法對於治療痔瘡也非常有效，或許有人會感到奇怪，為什麼此法具有治療痔瘡的效果，臀部鬆垂的人幾乎都長痔瘡，因為長痔瘡，下半身氣血不流暢，以致臀部鬆垂。

女性常常有一個經驗，生產後，臀部會鬆弛，這是因生產用勁而造成痔瘡的緣故，還有便秘的人也容易長痔瘡，為了保持美好的臀部，可做一〇二頁所介紹的按腹法，每天使便尿通暢是很重要的。而配合二〇三頁所介紹的「甩手操」來做，能使身體更年輕，臀部美挺的效果也更高。

腳粗

做了導引術後的女性，沒有腳粗的人，腳粗的也一定會變得細小，而擁有一雙美腳。為什麼？腳細本來就是女性原有的姿態，而導引術是恢復人類本來姿態的方法。因此認為「自己腳太粗，無魅力」的人一定要立刻來做導引術。

《細腳搓揉法》

①伸出一腳，另一腳置於其上。

②放在上面的腳，用手的拇指及食指，依腳的大拇趾至小趾順序，慢慢的搓揉。

③在腳的內側用兩手的拇指充分的指壓。

④用一隻手將腳趾前後彎曲。

⑤抓住腳趾，以腳頸為中心，旋轉之。

做此動作，腳粗的人在腳的內側會感到有黏性，有時會出現水滴樣的水分，這是蓄積在腳內的水毒被排泄，要用毛巾拭擦乾淨，若不擦乾淨，上述的方法就無效了。

這裏所說的水毒原是尿水，腎臟或膀胱系統弱時，應從尿道排泄出的尿水無法排出，會集中在體內容易聚積的地方，而變成水毒後，即使腳部變粗了。

許多人都認為腳粗是因為腳積有脂肪，其實是聚積水毒。

細腳搓揉法

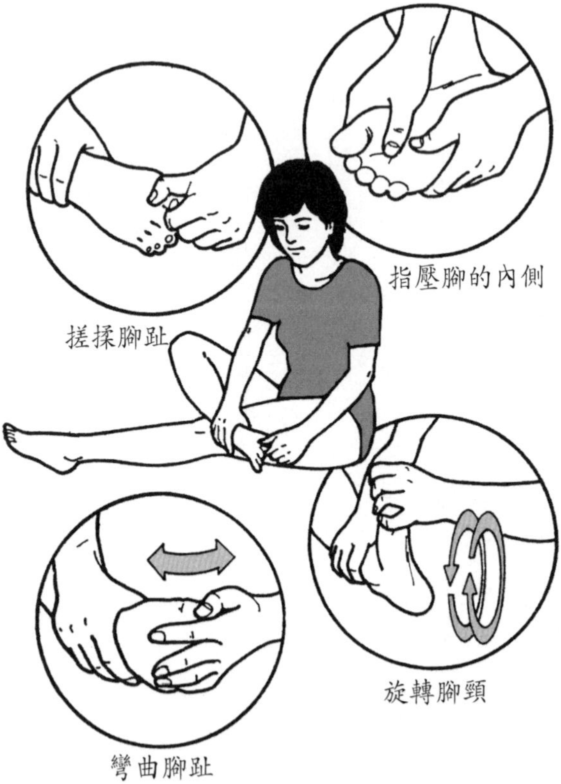

注意 腳內有汗時要立刻拭去。

繼續做此方法，水毒全部排出後，就變成羚羊般苗條的美腳。

大腿粗

有些女性抱怨大腿太粗時，牛仔褲穿不下，或由於裝扮喇叭褲似的姿態，感到羞恥。這些女性並非只是抱怨不能享受時髦的樂趣，其實另有難言之隱。

例如一到夏天，大腿的內側摩擦會疼痛，或是上下樓梯時，負擔太重，容易疲勞，其中也有因腿太粗，害怕被男朋友討厭的例子。

像這一類的煩惱，做了下列方法後，可以簡單消除。

《大腿舒暢法》

①坐著，兩腳並攏伸直，兩手輕輕握著。

②以握著的手，按臀部到大腿、膝關節、腳頸的順序，輕輕敲著，此時上半身要自然的倒向前方。

敲打的強度，以感到自己心情不錯的程度為準，而膝關節部分容易停滯氣或血液，特別要用心地敲著。做此動作要注意的是敲打的順序不要做反了。藉著

大腿舒暢法

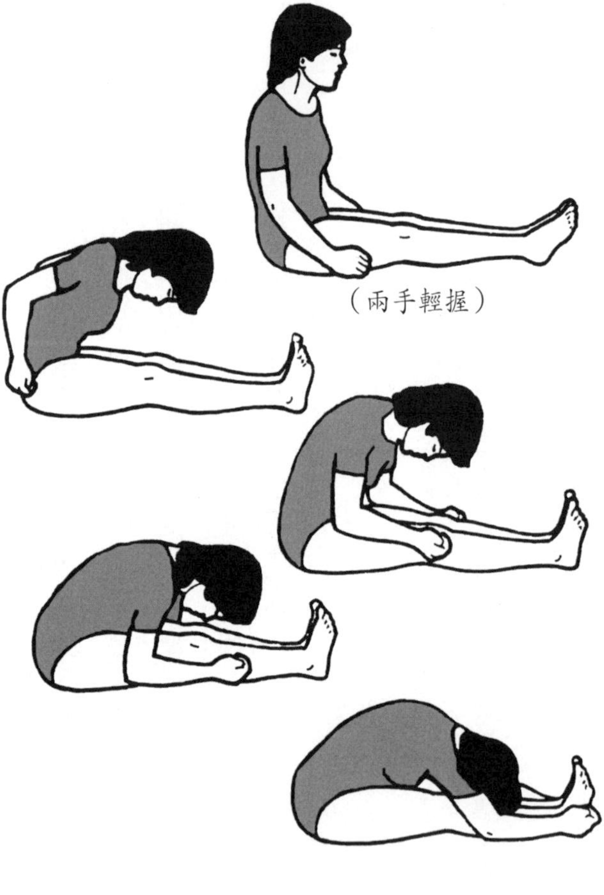

要點 膝關節部分要特別用心的做。

敲打腳的側面，能使污穢的氣，從腳敲到臀部就沒有效果了。

此法能使腎臟及膀胱系統機能旺盛，大腿太粗幾乎都是這些內臟不順所引起，所以用此法可治好腿粗，同時使大腿舒暢輕鬆，而對於治療和預防女性特有的風濕症、靜脈瘤也有效。

配合大腿內側撫摸法（一二八頁）來做時，一時會變肥大，但不久就會緊實。效果急遽出現時，皮膚會鬆弛，不過立刻就會緊實，不必擔心，繼續做下去。

嘴唇鬆弛

不管美不美，笑容很美的人是很迷人的，具有魅力。而笑容的重點在那裏？妳知道嗎？那就是唇部。

男女進入戀愛關係，首先要試驗「愛」是否合適的即「口唇」，「人類歷史是由相吻開始」，若不經過相吻，即無法結合完全的愛。女性方面若允許所愛的男性親吻，嬰兒很可能早早誕生。這樣一想，對男女來說，口唇的印象是很重要的。

已是很久以前的事了，那時曾流行笑臉標記。在圓臉中，有二點為眼，而下半部畫個大曲線做為嘴，這是很簡單的圖案，若是這嘴的線條為相反向下曲線，將變成怎樣呢?畫出之後即可知道，笑嘻嘻的臉會變成哭喪的臉了。

所以嘴部能左右我們臉上的表情，是具有決定性的部位，換言之，若要擁有魅力的表情，首先必須使嘴型良好，導引術有著使嘴型良好的方法。

《美唇法》

在嘴的兩端用拇指和食指按著，然後慢慢的向上按壓。

這動作很簡單，在什麼地方都可做，趁有空的時間反覆多做幾次。繼續做下去，會使嘴唇緊縮，這樣嘴型改變了，一個人整個相貌也會改變的。

有位二十四歲的黃小姐，為了好多次相親，均無結果而煩惱著，她的臉從鼻子以上的部位都很可愛，但是唇的兩端極低。發怒的人其唇部都是兩端極低，這種嘴型會令人討厭。

黃小姐所以相親不會成功，就是由於具有這種嘴型，做了上述的美唇法後，很快地有良好的改變。

鼻型不佳

鼻的形狀不好或低扁而自卑者，並非僅限於男性，女性也是不少。但我要說

美唇法

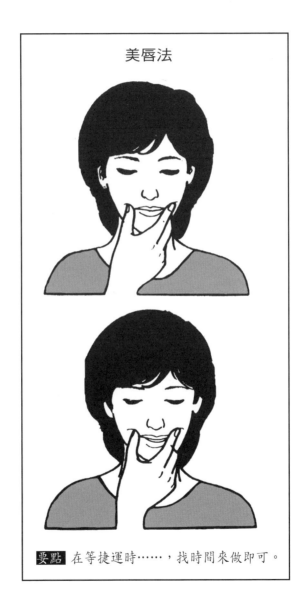

要點 在等捷運時……，找時間來做即可。

的是鼻子不佳，形狀有問題，其健康上也是大有問題的。看了鼻子形狀後，可知此人是否患有蓄膿症，或肺部不好。

例如，鼻子很扁的人大多患有蓄膿症。蓄膿症嚴重時，膿會流入喉部，使喉部疼痛，心情也會一直不好，除了聲音、喉部會異常外，也容易患近視，而且扁鼻的人因為呼吸時不能好好調節，將造成肺部疼痛。

這樣的鼻子，做導引術就可治好。首先每天用水通鼻、洗鼻，洗鼻後蓄膿、鼻水或鼻血以及鼻涕硬塊都會出來，這樣蓄膿排出，鼻子就通了。

要使鼻子形狀變好，除了治好蓄膿症外，同時要做下列介紹的隆鼻法，配合這種方法繼續做下去，相貌會完全改觀。

《使鼻型變佳的隆鼻法》

在鼻的前端用由拇指和食指夾住，左右輕輕的轉動三十次，並搓揉鼻子。

只是這樣簡單的方法，每天找時間來做，一定能使鼻子適得其臉。

一般人都認為鼻子高是很好，但並非絕對是如此，像天狗般的鼻子就不見得好看。鼻的高低以配合其人的臉型，才是最好的。導引術也是以此原則，而創造出更好的鼻型。

使鼻型變佳的方法

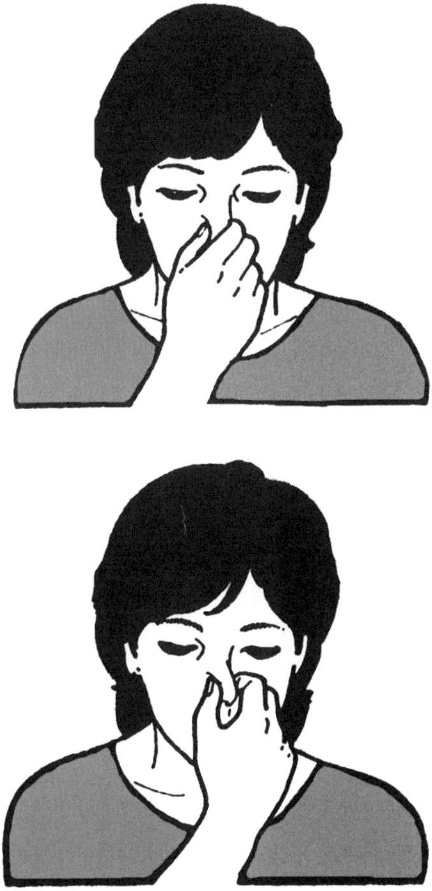

要點 配合洗鼻法來做，效果更佳。

多毛

女性的手或腳若生長濃毛，男性們可會減低興趣了，所以因拔毛、刮毛或做燒毛手術，而百般忍受其苦的女性，實在不少。事實上要消除無用之毛，是很簡單的，由於太簡單最初大家都會顯出不相信的表情。

有位以才女出名的麥小姐就是這樣，可是她聽到導引術的效果，又經我指導學習拔除小腿腿毛的方法。一個月後，她的腳已無贅毛，根據她的體驗，她說，做了三天以後就呈現效果了。

《手臂贅毛除去法》

用一隻手的手掌，反覆摩擦另一隻手臂多毛的地方，一次最少要摩擦一百遍，一隻手臂做完後，再換另一隻手。若是出汗再做，就沒有效果，在夏天時，要以毛巾將汗擦乾後再做，這一點很重要。

手腳贅毛去除法

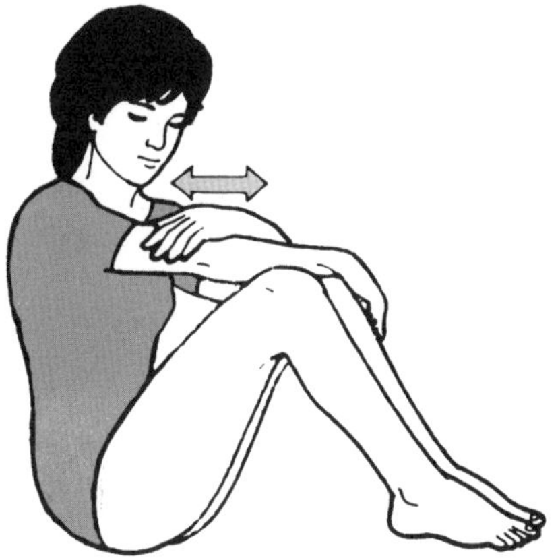

（手腕生贅毛時）

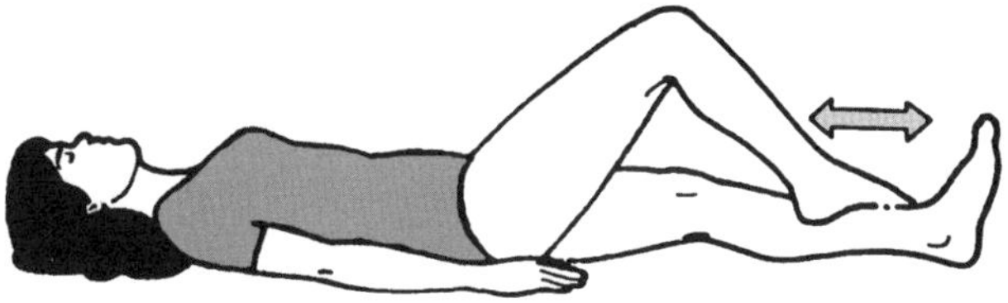

（腿生贅毛時）

注意 如果流汗，要馬上擦乾。

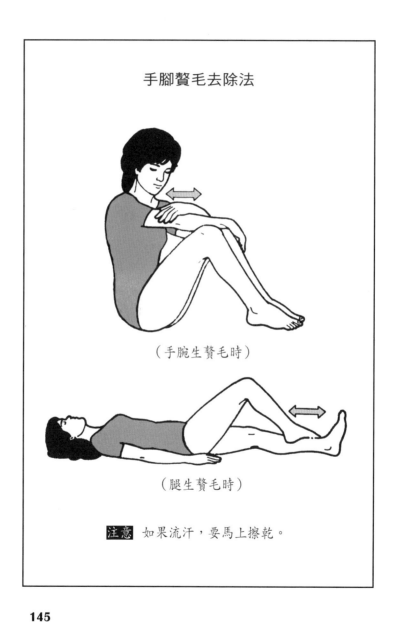

《腿部贅毛除去法》

大腿生的贅毛可用手掌摩擦，先摩擦一隻腿，再摩擦另一隻腿。而小腿或腿肚的贅毛要消除時，先仰躺著，用一隻腳的內側摩擦另一腳即可。和手臂贅毛去除法一樣，最少要做一百遍。

以上消除贅毛的方法，找時間來做即可。

做了去除手腳贅毛的方法，不僅具有美容的效果，身體也會更為健康。

通常身心健康的女性，身體是美潔的，若是長有黑毛或多毛，是因天生體質引起身體異常。而這種身體的異常可藉用此法加以摩擦，促進手腳氣血的流暢，便能夠治好。

疣、繭皮、水泡

許多人都認為疣、繭皮、水泡算不上疾病，而不去注意它，可是這些都是因身體不正常所引起的症狀。例如，疣是因細胞紊亂所生之物，若是在體內，就和癌一樣，因此生疣的人要早點除去，不要第二次讓疣生在身體。

而且疣若長在臉上，女性會非常在意，有些女性經過手術後才去掉，當然若做導引術，不需動手術就能輕易的除去。

《除疣法》

①坐著，兩腳向前伸，拇指放中間輕輕握拳。

②左手伸開用力舉起，用右手按壓肝臟的腋部。此時眼凝視左手手掌。

③保持此狀態，然後由鼻吸氣，止氣，感到難受時再從口中吐氣，此種呼吸法共反覆做七次。放下兩手，稍微平靜一下呼吸。

此法早晚各做二次，經過一個半月後，疣將會消失。

還有水泡和繭皮，也是美容上令人在意之處。這是因為血液循環不良，使皮膚變硬而產生的，因此水泡或繭皮也不能使之長在身體上。

若長在腳時，可做一三五頁所介紹的細腳搓揉法，讓氣血流動旺盛，自然不久即可治癒。

除疣法

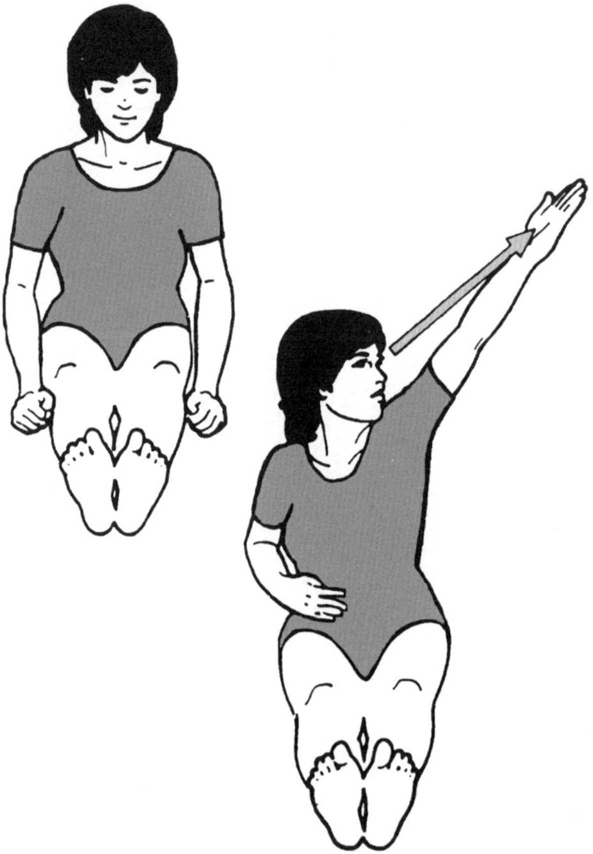

注意 凝視手掌時要強烈的凝視到眼痛的程度。

《導引術帶給我們的生活啟示》③

排出比吃食重要

不論是植物或動物，山或海，川或林等自然，其微妙的成長、形成的過程，是我們人類一雙細小的水晶體製成的鏡頭無法掌握的。但是，自然充滿著確實的力量，這股力量徐緩地孕育著大自然的一切。

道家認為身體和土地是一體，有關食物方面，以在出生地周圍一公里內，吃到每一季節的新鮮食物為最高的生活法則，不需要為好吃的東西而特意到遠方去。

雖然如此，現代人的飲食生活卻無法實現這種理想，在我們的餐桌上，都是擺著世界各國輸入的各種食物，在自己土地所獲的新鮮東西，反而離我們遠了，現在的情況是我們不得不吃添加味料、人工製造的食品。

當然其中也有被公害污染，食後變成邪氣殘留體內的東西，像這種情況，與其說食進，不如說將所吃的東西排泄出去，是更重要的事。

僅抱怨有公害的食品沒有用處，要注意的是不要將非自然的食品毒素，殘留體內，順利的排泄出去，才是生活上的明智之舉。

導引術具有將體內邪氣排出體外，使身體保有自然狀態的本領。平時多做使腎臟或腸等機能旺盛的方法，即使吃了不自然的食物，身體還是能保有自然狀態。因此做了導引術，吃自己喜歡吃的東西，將不會有甚麼關係。

導引術就是這樣能面對現實的一種生活智慧。

第五章

導引術使您更積極的工作或讀書

●沒有做事的興趣　●無集中力
●頭腦立刻感到疲倦　●找不到適當工作
●記憶力差　●錯誤多……這種煩惱都可消除。

蓄膿症令人無法集中精神工作

工作或讀書若不順利或無法專心一致時，就必須考慮到，是否身體有異常。例如患蓄膿症的人，對於一件事物往往無法集中精神，勉強的做下去，會感到頭痛，最後潛意識中想逃避它，因此，做什麼事都無法專心一致。

近年來因環境污染的結果，造成很多人有這種情況。而且大多數的人對於自己所患的蓄膿症，都不太在意。

導引醫學認為鼻的黏膜發炎時，是開始患蓄膿症，若被醫生診斷患有鼻炎，應該認為已患有蓄膿症。因為不管是什麼鼻炎，若棄之不管，就有變成蓄膿症的可能，而且被醫生認為患有過敏性鼻炎，尚不能治癒的人，做了導引術治療蓄膿症的方法後，鼻中會流出大量的膿液，並且很快的治癒。

根據現代醫學說明，認為杉木的花粉等會令鼻中黏膜敏感而發炎，其實是空氣污染，使鼻黏膜引起發炎，才會對杉的花粉起敏感反應。

對於事物無法集中精神的人，除了患蓄膿症外，很多也是因為視力不好所造成，這仍然可以藉導引術來治好。

其次是沒有耐性的人，大多是因內臟，特別是肝臟機能衰弱者居多，到醫院檢查只認為肝臟機能稍微差些，沒有真正發現不好的狀況，有的人肝臟肥大、肋骨突出、變形，可是醫生也沒說肝臟不好，就放心了，如此一來，身上並沒有什麼地方不好，卻總是倦怠，沒有耐性工作，因而自覺是不是精神上的因素所造成？於是被多餘的煩惱困擾著。

有位在出版社工作的趙先生，就是這種例子。趙先生來請教我，他的胃病是否可用導引術治好。我觀看他之後，認定是因飲酒過度，他的肝臟非常不好，肋骨突出，全身肌膚類似黃色。但是他自己不在意，我說他不但胃不好，而且肝臟也很差，他顯露出不相信的神色。

我立刻教他治療肝臟的導引術，經過二、三個月，身體上的黃色已消除，血色變佳，突出的肋骨也恢復原狀，而且更為年輕、有耐性了。趙先生非常高興，當然胃病也用導引術治癒。

腎臟疾病引起「不去上學症」

身體的不正常和年齡並無關係，不能集中精神讀書的學生很多，都是身體有毛病。有位不去學校上課的小朋友，就是身體上的因素所造成。

根據小華的媽媽說，從小學二年級開始，他就常常不想上學，到了三年級就完全不去學校上課，在家也不玩耍，無所事事。母親罵他，他就靠著桌子，身體始終這邊靠靠，那邊靠靠的，一點也提不起勁兒。雙親說的話也不聽，執著反抗的態度，實在毫無辦法。

我問小華很多話，他都老實的回答，根據我的判斷，他不去上學，一定不是精神上的原因。我問他身體是否會倦怠，他點頭了，看看他的身體，兩邊腎臟都腫起，再詳細的問他，知道他因為腰部發酸，站起來很難受，當然不想去上學。

我教導小華治療腎臟的導引術，小孩由於成長較快，所以病因很快消除。小華做導引術十天後，已經可以上學，回家後也領著附近的小孩子一起玩耍，變成很有精神的樣子。

因此，若是國中、高中或大學生，會突然不想讀書時，有必要檢查他們的身體是否正常，能夠知道原因後，立刻做導引術將可治好。

若不是身體的毛病，也非精神的原因，那怎麼辦?讀了書，也得不到好成績，那就是因為無法專心一致的緣故。此時，可以做增強記憶力的導引術，確實能夠提高考試分數。

身體的毛病若治好，工作或讀書都可順利進行，但是也有很多例子是身體並無毛病，而為什麼不想做呢?此時可能就是內心的問題。更具體的說，是內心有所猶豫。

例如為了事業成功、賺大錢，或者為了想過著充實的生活，於是將工作視為手段而已。然而現在為什麼要讀書?現在讀書是否和將來有關係?工作或讀書無法專心的人，實在是對這些事分不清，無法停止的煩惱著。

導引術之源的老子思想，認為與其想到遙遠的未來，不如現在天天過著充實的生活。每天、每天的充實自己，這樣繼續下去，一生就能過得美滿又愉快。

但人並非這麼簡單就能覺悟的，現實中常為一些芝麻小事煩惱，而浪費了寶貴的光陰。

在此對於工作或讀書與自己人生樂趣的關係，再次地思考，可劃分為二類：

一、工作或讀書和自己人生的目的完全無關。假設是這樣，不專心去工作或讀書，也就算是應該的，所以為這些事煩惱可謂是多餘。

二、工作或讀書和自己的人生有極深的關係。

然而問題是不管如何也無法專心一致時，要怎麼辦？

壓抑慾望則內心感到迷惑

在此介紹一位年輕道士的例子。

在葬禮中唸經時，會想到喪家贈送的報酬，到底是多少錢呢！想著、想著，便無法專心唸經了。其次眼中又浮起自己拿這些錢到酒吧去玩的情景，接著又想到女人的裸體，雖然盡力想集中精神唸經，但這些事就是一個個浮在眼前，實在對施主很抱歉。

他認為這是自己不能滿足本能慾望的緣故，為了斷絕這種想法，他去酒吧玩了，但是和女性聊天中，眼前又浮現出自己在葬禮中唸經的情景，於是又不能盡興的玩。到底要如何是好，自己也不知道。

他是一個誠實的人，因為不是在寺裏出生，自己唸佛教大學成為真正道士，在學生時代做了一位高僧的弟子，也正式的積極修行。

我建議他，無論那一方面，都要徹底的試一次，在酒吧時，對於在佛教已積有相當修行之事完全斷念，專心的去玩，直到眼前已不浮出自己唸經的情景為止。

他也是領悟力很高的一個人，我這樣一說他就全知道了。總之不論在何時、何處無法集中精神的原因，是因為沒有真正想到要過快樂的人生。他說：「自己沒有享受快樂人生，是無法做為人解除煩惱的僧侶工作。這次到酒吧去，一定要忘掉自己是僧侶，和普通的人一樣的享樂。」說完就回去了。

他認為僧侶的工作是一生的天職，而自以為傲，所以才會如此。感到自傲是好的，可是這種自傲是因為自以為能夠壓抑的慾望而產生的。因此無法和常人一樣快樂的生活，僧侶的工作也無法做好。

人不僅要有控制工作的能力，還要懂得如何安排一生的歲月。時間是個神奇而不可思議的東西，因運用技巧的不同而可長可短。

英國的作家理查德遜說：「世上沒有不彎曲的道路。」能及早領悟這個道理的人，往往成為最後的勝利者。

道家的生活方式是不製造煩惱的

工作不能積極去做的人，有許多是因為在工作場所的人際關係做得不好。這都是因為在公司，對於自己的立場無法客觀的理解。

有位上班已一年的職業婦女蔡小姐，因為不想繼續在那公司工作，而來和我磋商。我問她為什麼不想做了呢？

她說，在公司職員旅行的聯歡會中，男士強要她斟酒，蔡小姐又說：「替男性斟酒是藝妓或酒吧女服務生所做的事，大學畢業的我，不做那種事是不失禮的，那種公司實在最差勁。」

我聽了蔡小姐的話後問她：「妳斟酒就會變成壞女人嗎？會吃了什麼虧嗎？」

然後我做了說明，即使女性的社會地位升高，那也只是觀念上的問題，不是人際間突然改變的，像她在公司感到難受，是不能理解這一點，拒絕斟酒，公司的上司或同事會認為，她是一個頑固不化的人，斟酒和被握手是不一樣的，所以何不積極的去做，並且冷靜的觀察男性的笑顏。

我建議她在下次的機會中，一定要積極的去為人斟酒。

在她的觀念裏，認為公司是那樣的，女人是這樣的，以此本有的觀念套用於現實的社會，而現實的經驗又不合於自己的觀念，所以工作無法積極的去做。

像這樣的人，首先要捨去自己觀念，和現實配合才是上上之策。但是配合現實時，與其認為沒辦法才去做，不如說謊也無妨，快樂的來做。做了之後就知道，斟酒並非什麼大不了的事，能使周圍的人快樂，自己也變得快樂。

或許有人認為斟酒是討厭愚蠢的事，但在公司所發生的，除了工作以外，大多是這類的事。也常有職業婦女討厭斟茶，也是屬於有著固執觀念的，總之在公司要好好看清自己的立場，在這其中自己運用得當，就會快樂的生活著。

和上司處不好，或屬下所說的話都不聽，道理是相同的。上司或屬下有錯時，要想勉強使他們改正，是很困難的，因此，只要想在公司做下去，與其改變別人，不如先改變自己。除非有很優秀的經營者，否則自己為了公司著想，盡了自己的誠意也無法有意料中的良好結果。

想要在公司出人頭地，除了好好配合上司外，別無他法。上司有錯誤時，要注意不要讓那責任推到自己的身上，要保持距離以明哲保身，而若想和上司處得好，不要和屬下處得太好，要和上、下都處得圓滿，根本是不太可能的，這就是所謂組織。不過，也並不是說要欺負屬下，和屬下的關係要聽其自然，只要和上司處得好，表面上屬下也會帶得來。若是討厭這種觀念，那在公司上班就會有煩惱難受的事了。

人生努力的目標並不在於追求富麗堂皇的人生，而應該是腳踏實地，內涵充實的人生。一切外表的裝飾，一點也不需要。

導引術可改變人的相貌

藉導引術治好身體後，就可改變自己，使自己走向好運道。在此介紹一位阮先生，就是這種典型的例子。

阮先生在他學習導引術六個月後，很高興的來拜訪我。他是假髮推銷員，學習導引術後，他推銷的成績變得極好。假髮是很貴的東西，不太容易賣出，阮先生以前一個月能賣出一、兩頂，已經算不錯了，但他學習導引術一個月後，他一個月可賣五、六頂假髮。他感到很奇怪，但我一點也不覺得奇怪，我對他說是你的相貌改變之故。

尚未學習導引術時，他自己也沒注意到，他的腎臟不好，因而紫黑色的臉上，配著一對死魚般的眼睛，他雖是純情的男士，但給人的印象，總覺得有點奇怪，即使顧客想買假髮，看到他那副樣子，也會有受騙的感覺。

他藉導引術治好腎臟後，臉上的紫黑色已消除，眼部恢復了光彩，客人對他的表情感到信賴，因此販賣額增高，表情也就越穩重，銷售成績提升了很多。

阮先生現在已獲得最佳銷售員的榮譽，這是藉著導引術改變了自己。

最後介紹倡導改變自己的重要道家秘訣「化字訣」。

成聖，登大道完全只有一個「化」的辦法。

改變形神吧！
改變氣質吧！
改變心性吧！
憑藉化的功夫，今日的我已不再是昨日的我。
語意很簡單，即是為了求幸福，必須要改變自己，而改變的方法，就是做導引術。

自律神經失調症

常見那些年輕力壯的商人，患有自律神經失調症，雖稱為自律神經失調症，不過也有失眠、食慾不振、心悸、呼吸困難、疲勞、倦怠等各種症狀。總之是一種「非疾病的疾病」，可是也因此症而工作效率低，無法積極的去工作，所以自律神經失調症也是身心症之一，「身心症」即是心理原因所引起的身體症狀。

西洋醫學對於不知原因的疾病，籠統地就稱呼為自律神經失調症，其原因在那裏呢？病人自己本身感到痛苦，在接受各種檢查，卻發現一切似乎正常，所以西醫對於原因不明的疾病，就稱自律神經失調症，而病人被冠以此病名時，自己本身也放心的接受此病名。

換言之，病人雖想治好，但被定了病名之後，就認定治不好而死心，並且安於此而不予治療。

但是在導引醫學看來，自律神經失調症是因身體衰弱造成的，因為體弱，對於小問題也憂愁的考慮著，而變成大煩惱後，只有使身體更虛弱而已。

導引術的頭部按摩法，對自律神經失調症有效，能使煩悶的心情變得暢快。教此法之前，先介紹吳先生的例子。

吳先生，三十五歲，修長身材，戴著眼鏡，是很典型的自律神經失調症者。他在高中時代，作弊偷看鄰座同學的考卷，至今已經過了將近二十年了，吳先生仍認真的想著，他做了對不起鄰坐同學的事，同學還恨他吧，我說：「那麼後悔，現在向那人道歉還可以呀！」吳先生說，那人的面孔實在已想不起來了。吳先生如此愁悶了二十年，得了自律神經失調症。

像這樣患自律神經失調症的人，其共通點就是深深覺得全部都是自己的責任，是自己不好，為過去的事而自責，性格孤僻，即使對方不介意，還是想著：對方內心是否會原諒我呢？總是往壞的方面想。

結果頭變硬固，此「頭變硬固」並非只是比喻，事實上是流向頭部的血液，容易顯得不順暢。

像前面所提的吳先生雖然只有三十五歲，但頭髮一半變白髮。本來烏黑的頭髮變白，就是因頭部氣血循環不良、蓄積了邪氣。吳先生這二十年來，因作弊而感到難過，流向頭部的血液變得不順，才會如此。

我教吳先生頭部按摩法。

《頭部按摩法》

①坐著，兩腳伸直。

②用兩手由頭下方到頂上，按摩十八下。

③按摩完了之後，用手輕叩頭部十八下。

做此動作可使頭部血液循環良好，常人來做也會變得輕鬆，特別是自律神經

治療自律神經失調症的方法
（頭部按摩法）

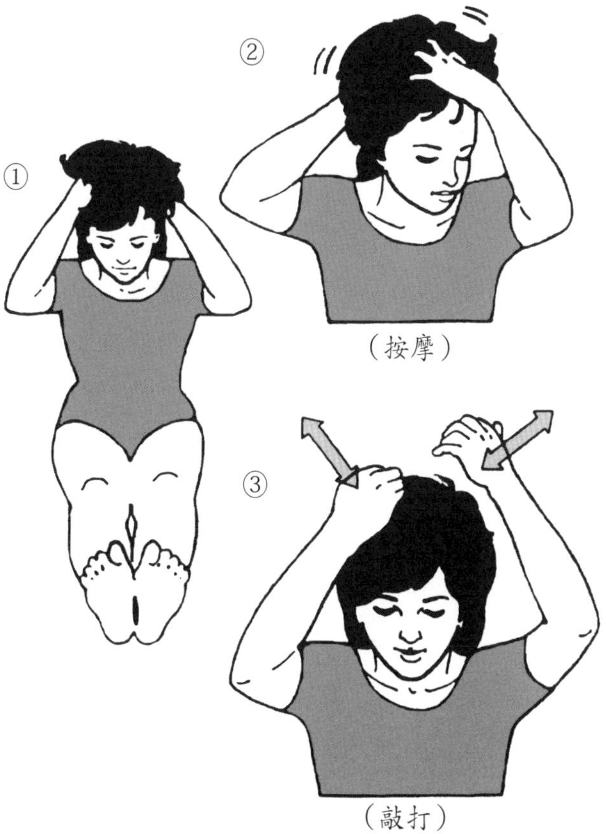

要訣 配合甩手操來做，效果更好。

失調的人做了更是心情暢快。繼續做下去就能消除頭部硬固所造成的疾病。而且此法對於預防和治療白髮、脫髮的效果很高。

一個動作就能使頭部柔軟，頭髮變黑，許多人一定會覺得不可思議，然而我們的身體就是這樣的。

還有自律神經失調的人，大多是身體虛弱，為了充實體力有必要配合做二〇三頁的甩手操。這樣治好自律神經失調症後，就會更積極的去做事。

肝臟衰弱

現代的社會，不知是否食品公害增加的緣故，肝臟發生毛病的人愈來愈多。而且不只是大人，連很小的小孩，也發生肝臟的疾病，所以也可以說是現代疾病的一種。

肝臟一旦衰弱，連帶著全身會有倦怠感，食慾也會消失。仰臥時就會有所感覺，若是肝臟有肥大，右側的肋骨會浮起，背部會有疼痛或繃緊感。像這種情形，就無法工作或唸書了，必須趕快治療。

使肝臟強壯法 I

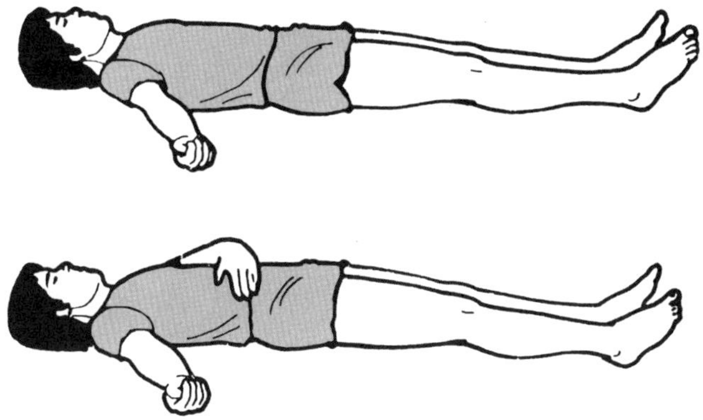

《肝臟強壯法 I》

①仰臥著，讓呼吸穩定下來。
②雙手互相搓擦，以保暖。
③用左手在肝臟部份摩擦。

只做這幾點，就會感到較為舒服，肝臟也會漸漸好轉，如果將下面的方法合併施行，不但能預防肝臟病，而且更能奏效。

《肝臟強壯法 II》

①盤坐好，把雙手放在大腿兩側，用手掌壓在地上不動，從口吐氣，鼻子吸氣，這樣重複三次。

使肝臟強壯法 II

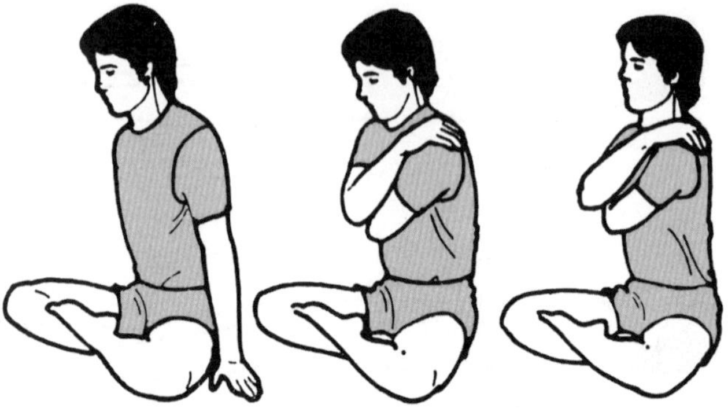

注意 每做三次，要交換左右手的次序。

②把右手放在左肩上，肘部緊貼胸部。其次，把左手放在右肩上，左肘緊貼在右肘的外側。

③這樣不動，一面從鼻子吸氣，一面把兩肘用力往胸部壓住，使肩膀和背部逼緊。直到感覺難受時，從口吐氣，鬆弛兩肘的力量，也放鬆肩膀和背部的緊張，這樣反覆九次。

這種方法有著使肝臟積存在肩膀和背部的邪氣排泄出來的效果。

飲酒過多的翌日，實行這種方法，能把宿醉解消。

腎臟衰弱

有不少的人，因腎臟虛弱，對做事沒有幹勁或提不起精神，像超級市場的經理，三十八歲的李先生，就是其中一人，他的能幹是大家所公認的，但是最近他那種幹勁很顯著地減退了。

原來李先生有一個交往一年多的情人，最近被太太發現，大鬧家庭風波，鬧到不得不和情人分手，李先生自認為這種心勞，造成他消失對事業的幹勁。

李先生一面談著，一面不停地擦拭額頭和鼻子，看他這個樣子，立即想到，容易流汗是腎臟機能衰退的證據。腎臟有病，性慾會衰退，做事也提不起勁。因此我就指導他，強壯腎臟的方法，大概經過一個月後，李先生的腎臟機能已恢復，同時也回復了對事業的熱情，對於失去情人的煩惱，也忘得一乾二淨。

《腎臟強壯法》

①端坐（兩腿不重疊，參照圖）。

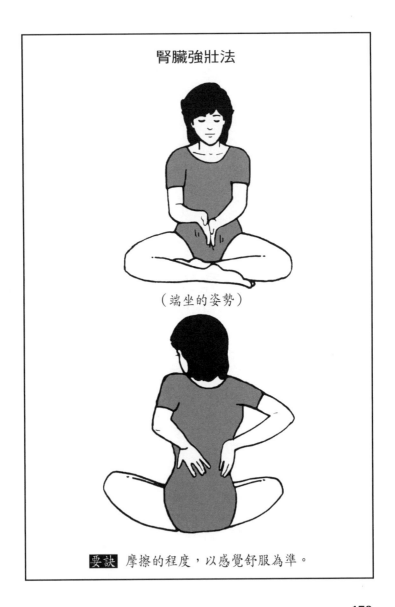

腎臟強壯法

（端坐的姿勢）

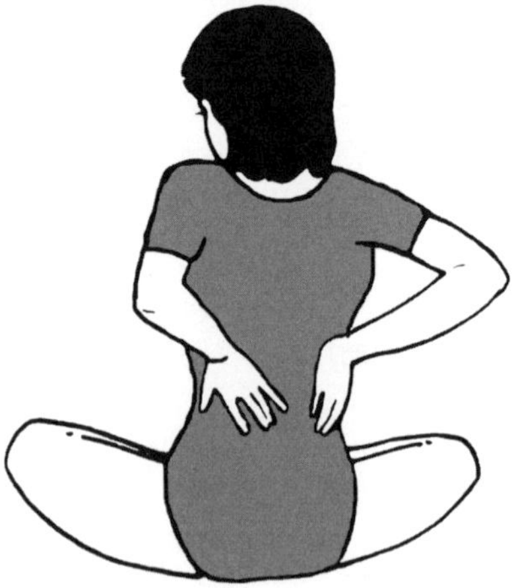

要訣 摩擦的程度，以感覺舒服為準。

次。

②兩手掌互相摩擦保暖後，將它放在背後兩側的腎臟部位，上下摩擦十八次。

以上兩項算做一回，反覆做三回。這種方法，一天要做二回。這是摩擦腎臟的方法，靠摩擦來回復腎臟的機能，這種方法是用溫暖的手掌，直接摩擦肌肉。

在此先聲明的是，腎臟不好，不一定用尿液檢查就能查出來，如果用尿液檢查，查出來症狀已經很嚴重了，認為容易流汗的人，不妨用這種方法來試一試，一定會覺得有興趣再做。

情緒不能穩定

有人經年掛心著所做的工作情形，因而連假日也不能安心下來，結果工作的效率也隨著下降。

考生當中，也有不少是這類型的人，頭腦裏經常離不開考試的事情，但是，一旦坐在桌子前面，反而唸不下去了。

對這樣的人，推薦下面的呼吸法，騷亂的心，一定會穩定下來。

《穩定情緒呼吸法》

①採取盤坐的姿勢，輕輕握住手放在腿上，眼睛輕輕地閉上。

②嘴巴稍微張開，一面吐氣，一面把脖子向左轉成直角。

③開始感到痛苦時，把向左轉的脖子轉向正面，這時候，要從鼻子吸氣。

④同樣的方法，一面吐氣，一面把脖子向右轉，然後又一面吸氣，一面轉回。

以上四項算做一次，要重複三次。要注意的是，把脖子轉向左右時，肩膀不能動搖，只轉動脖子。開始時雖然不太會做，但習慣以後，可以左右轉到九十度。這種呼吸法的目的，是在於把積存體內的邪氣吐出來，所以要轉動脖子時，慢慢、靜靜地轉動，呼吸時，也要靜靜地，這是很重要的。

一般認為，在家裏也時常掛念在外的工作，是因為不懂得調劑情緒所致。其實這種人，是又想工作，又想休息，有著貪而無厭的想法，換句話說，就是心緒繁忙的人。

穩定情緒呼吸法

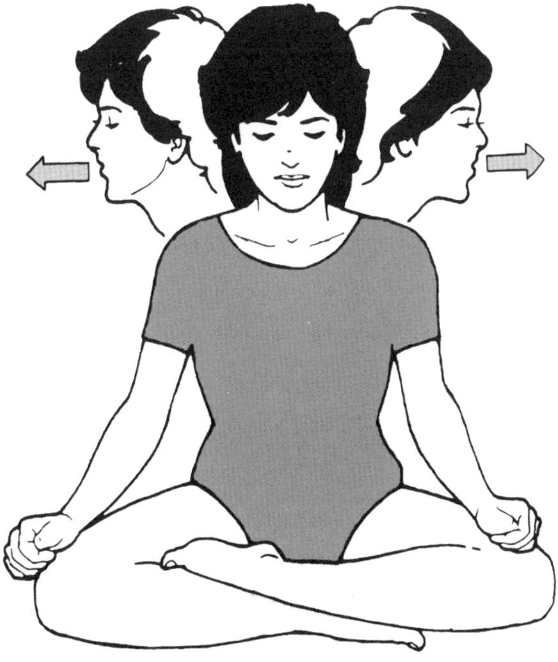

要訣 不要移動肩膀。

把體內的邪氣吐出來，會使繁忙的情緒治好，因為是邪氣造成了這種繁忙的心理狀態，所以如果施行這種呼吸法，自然會了解這種情形。

緊張

緊張、焦躁，這種症狀相當深刻地侵蝕著現代人的心理，從最近發生而轟動一時的墜機事件，得知機長曾經犯有「身心症」（心理的原因所引起的身體症狀），由此窺見，此一名詞也就成了流行的術語。

常常來我這裏的，有因緊張過度而使胃腸潰瘍，及脈搏異常或不整脈的，還有失眠症等。視其情況，我當然會教導符合他們症狀的方法，但問題是在於容易形成焦躁的那種心理，如果只限於處在這種狀態下，這種「身心症」，不一定何時還會再發作。

所以，我指導他們對這種心理的把持方法，這並不是很難的一件事。

例如：我質問他們：「你為什麼會焦躁？」回答雖是各式各樣，不過大部分人的共通點，就是人或事都不能依自己的意願。再試問他們：「那麼你自己是否能依從你自己的意願呢？」

大部分的人，被這樣一問，好像焦躁的心會鎮定下來，那就是會發覺到，自己都無法照著自己的意願，何況他人或事，當然更無法依自己的意願了。

這與死心絕對是兩回事，這是把自己的心理把持方法改變，把自己從沒有意義的緊張情緒中拯救出來，也就是叫做「達觀」。在道家的思想裏，乍看之下，像是很荒唐，其實很多是包含著真理，這就是其中一種。

雖然理論是這樣，不過有的人會覺得不能照自己的意願會很不甘心，又無法把它忘掉。為了這種人，介紹一種讓身體把焦躁的心鎮定下來的導引術。

《鎮定焦躁心理的呼吸法》

①採取盤坐的姿勢。
②兩手的十個手指互相交叉相握，手掌張開向上。
③兩手的手掌，放在下腹部（恥骨與肚臍下之間），像要抱住的樣子。
④從口吐氣，鼻子吸氣，做二、三次，調整呼吸。

鎮定焦躁的心理呼吸法

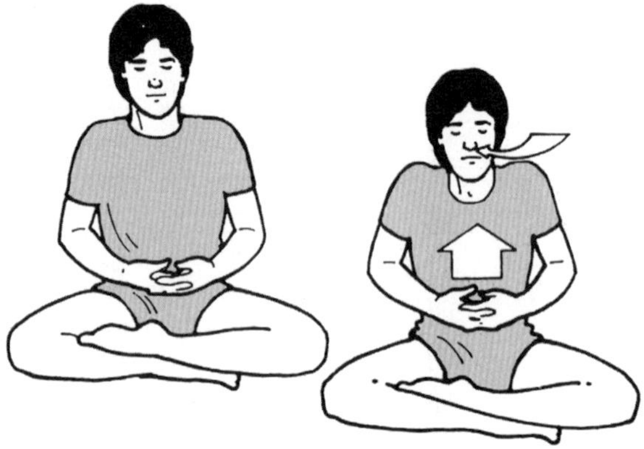

要訣 用交叉合攏的手，有如要把腹部抱起的感覺來做。

⑤一面吸氣，一面兩手用力，像是要把腹部往上推高。

⑥開始感到呼吸困難時，放鬆用力加在腹部的兩手掌。從口吐氣。

以上六項，算做一次，施行十二次。

這種呼吸法，是要把焦躁而向上升的血液立即讓它下降，所以，非常有即效性。脾氣突然一發，想要吼叫亂罵人的時候，馬上施行這種呼吸法，怒氣就會平靜下來，而且這種呼吸法，有著促進腹部氣血流暢的效果。

緊張會使內臟不好，原因在於血液往頭部上升，內臟的氣血循環不良，這種呼吸法也可以預防前述情形。

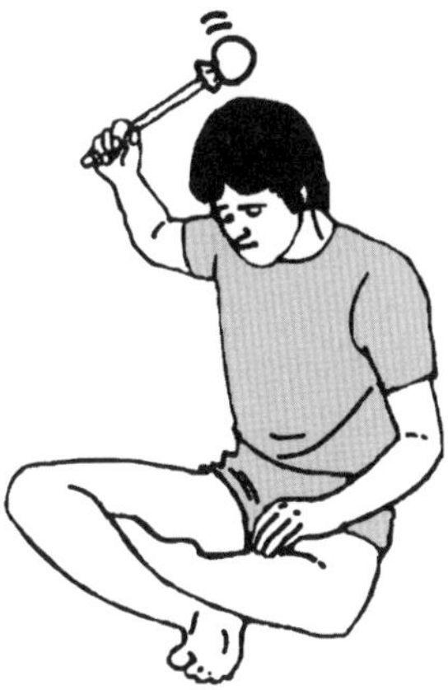
搥打頭部的方法
要訣
搥打的程度，以感覺舒適的程度為宜。

如果一直焦躁不停，不能穩住興奮時，再施行下面的方法。

《搥打頭部的方法》

①準備大約十五公分的棒子，一端用棉花團包住，然後再用棉布覆蓋，用線紮緊讓它固定，團包的大小以直徑三～五公分較好。

②端坐好後，用①的棒子，搥打頭頂二、三百次到一千次。開始用左手，疲倦了再換右手，這樣兩手交換搥打，搥打的強度，以自己感覺舒服為適合。

這種方法，不但是焦躁的時候，平常在工作或讀書用腦過度時，也很有效。只

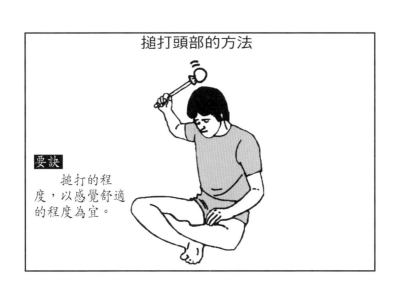

要用腦，血液就會往上升，所以這是擴散血液的辦法。這種方法，一天最少施行二次，但是有高血壓的人，要先按照《導引術——治病、美容》所介紹的降低血壓方法去施行，把血壓降至正常時，再施行這種方法。

緊張過度而胃潰瘍、不整脈或失眠症等，有這些症狀的人，希望分別選擇適應上述症狀的導引術來施行，並且時常記住，導引術所述的心理把持方法，會使你不再為這些疾病煩惱。

頭腦不清楚

最近好像不太看得到，從前老年人頭痛時，用膏布貼在太陽穴。頭重或頭痛時，太陽穴會瘀血，所以用膏布貼，多少會除去瘀血，使頭部有輕鬆的感覺。又有些人用腦過度後，按摩太陽穴，或轉動頸子，也和這個同樣道理。

道家禁止用同一姿勢，長時間的坐著、站著或談話。因為長時間持用同樣姿勢，將使氣血停滯，全身所有三百六十五個關節的活動，會遲鈍下來，而且在體內的每個關節，都容易瘀血。

使頭腦清晰的方法

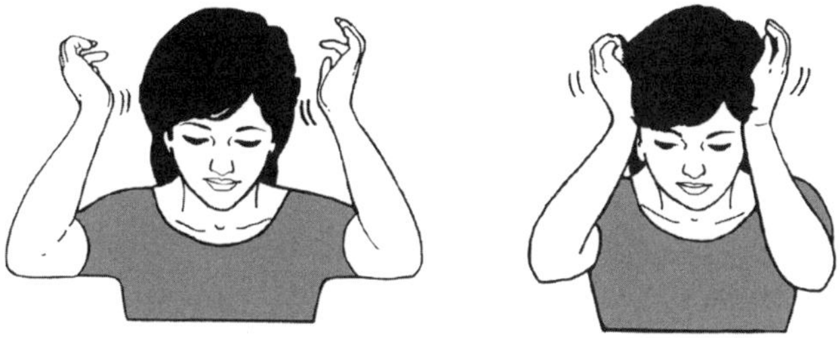

要訣　在工作當中，集中力退散等情形時最好施行。

前面所述的兩個例子，就是在排泄這些瘀血所謂的無意識導引術，也是導引術的基本，確實的去做，將可把自己的身體治癒。

當然導引術有更奏效的方法，現在介紹於後。

《頭腦清晰法》

用手掌輕輕地搥打兩邊的太陽穴，約三十次，搥打的強度，以自己感覺舒服的程度為宜。

這種方法不限於何時何地，如在工作當中，感覺頭重或頭痛，隨時都可以做。

積存在太陽穴的瘀血將會消失，頭腦就會變得輕鬆，能夠再提起精神來工作。如果能把自律神經失調症的項目中所介紹的頭部按摩方法（一六四頁）併用，更有效果，心情也會更開朗。

記憶力差

不少人認為記憶力是天生的，但我卻說記憶力是後天的，而且可因鍛鍊的方式或生活環境的不同而改變。與記憶有密切關係的學習能力，受到智慧環境影響極大，記憶力本身會受到環境的影響。

頭腦的好壞，本來就不能只憑記憶力來決定的，但記憶力差，對讀書或做事都會吃虧，這是事實。

沒有考上大學的賴先生，就是吃了這種虧的人之一，據他所說，數學考得還不錯，可是英文就不行，對於生字怎麼樣都記不起來，每次英文總是不及格，結果只差一點而未能考上志願的大學。

曾經用導引術，把病弱的體質變成強壯的賴先生，認為我一定會替他想辦法，於是來找我。

我就教他一種敲打後腦部以刺激腦下垂體的方法，平常說用導引術來增強記憶力，很多人都會感到驚訝，而刺激記憶力的根源——腦下垂體，確實能增強記憶力。

《記憶力增強法》

①把腳伸直而坐。

②用兩手掌遮住耳朵，把兩手的手指轉向後腦。

③兩手的中指相碰的地方，就是後腦部的中心地方，用中指輕輕地敲打。次數是三十六次算一回，一天最少要做二～三回。

這種方法，除了要記很多科目的考生以外，常常會忘記東西，或工作時常常犯錯的人，最好能施行。這不但能喚醒知覺，也能增強活力，對容易昏頭昏腦的老人，也很有效，希望老年人也能去做。

前面所說的賴先生，開始做這種方法以後，也很用功地去背英文單字，結果考上了自己志願的大學。

增強記憶力的方法

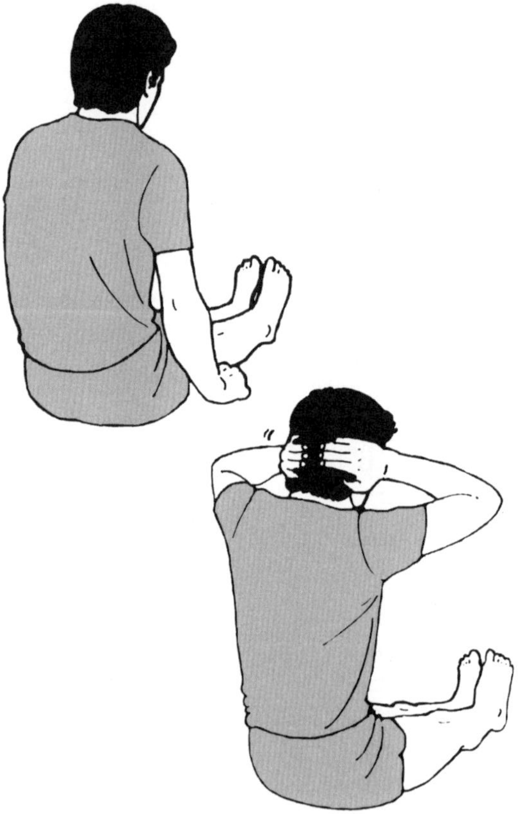

注意 對於健忘症的人也很有效。

缺乏集中力

缺乏集中力，當然效率一定不能提高，錯誤也會增多，那些會辦事、讀書的人，也可說是有集中力的人。然而如何能夠保存集中力？查出沒有集中力的原因，答案就簡單了。

大部分沒有集中力的原因，在於蓄膿症。不必自己覺得有蓄膿症，只要坐在桌子前面，低著頭時，膿會流到眼睛的深處，妨礙了注意力的集中，所以，只要以壓眼法治好這種蓄膿症，自然而然就會有集中力。此外配合二一三頁所介紹的鼻子洗淨法去做，效果更佳。

《壓眼法》

①閉上眼睛，用手指壓住眼皮。壓住的強度，以感覺舒服的程度為適宜，壓住的時間，大約從一算到十。

②兩手離開眼睛。

以上反覆五～六次，一天要做三回。這樣過一段時間後，用手壓住眼睛時，鼻水會從鼻子流出來，這就是積存在眼睛深處的膿，用這種方法治好蓄膿症，即能解決沒有集中力的煩惱。

又長時間繼續做同一件事，也會因疲勞而使集中力減退。在導引術的觀念裏，長時間繼續做同樣一件事，是對健康有害的，所以無論工作或讀書，要長時間繼續時，偶爾變換姿勢很重要。有睡意的時候，做眼睛和鼻子的洗淨，頭腦會清晰，集中力也會甦醒過來。

增強集中力的方法

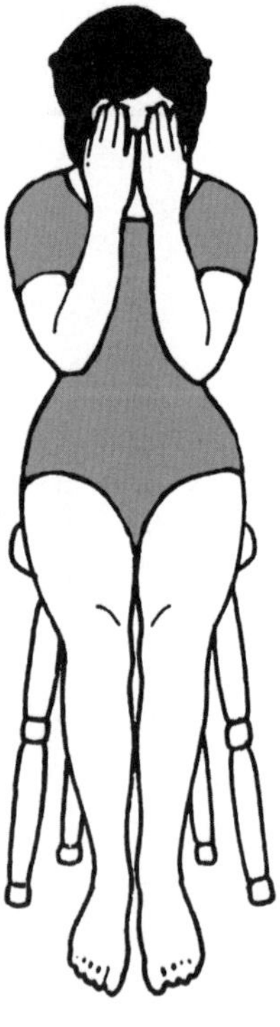

要訣　與鼻子的洗淨法合併施行。

《導引術帶給我們的生活啟示》④

健康要從12小時斷食做起

所謂健康飲食法，大部分都附帶有不吃肉類、不吃甜點、酒類也要少喝等各種限制，但是導引術並沒有這樣的特別限制。平常人能吃的，什麼都可以吃。為什麼這樣說？因為做了導引術，體內的排泄作用將會活躍。只有一件必需遵守的，就是一天當中，有十二個小時不能吃東西。

例如，晚上七點鐘用完了晚餐，到第二天的七點鐘，這十二個鐘頭，連一杯水也不要喝，更不能吃任何東西，聽起來好像非常嚴格的樣子，其實這十二個小時，是包括睡眠時間在內的，所以並不會很痛苦，況且這就是人類原本自然的生活方式。

有這種限制，是因為有關飲食與健康的最大要點，在於「知足」。

換句話說，要把慾望限制在適當的程度上。現代人的健康有問題，原因之一是，對於飲食的量有超過的現象，因此，對前述的限制所包含的意義，諒必能了解的。

我們遇到好吃的東西，會想到再吃，吃厭了清淡的味道，就想吃濃味的東西，如此存著無邊際的慾望。有了這種慾望，以肥胖為開頭，健康上的問題就發生了。

如果十二小時不吃東西，就能預防上述情形。

第六章

導引術使人生變得愉快

●沒有生存下去的意志　●嫉妒別人
●懦弱、憂鬱的個性會吃虧
●不易入眠、大便不暢……這些煩惱都能消除。

能使精力充沛的導引術

拿破崙說：「我經常是活在思考兩年後的事裡。」

一個沒有先見性或計劃性的人生，將會是一個老是受到牽制的人生。

使人生變得快樂的辦法，是要有充沛的精力。只要精力能充沛，工作將容易提高效率，而且對各種有興趣的活動，也能達到滿足感。

曾經從一位能幹的廣告公司董事長那裏，聽到下面的一段話：

如果遇到重要的會議，或者是交涉的時候，首先要充實體力，例如第二天有重要的交涉時，前一個晚上，不去重新檢討整理資料，要儘量早些休息，到了翌日的交涉時候，以保持最好的精力。當然喜歡的酒，前一天晚上也要少喝，這與比賽前的拳擊手，有同樣的心理準備。

據這位董事長的說法，患了感冒，或前一天晚上工作得太晚等，體力衰弱時，對事物判斷錯誤的可能性很高。這位董事長從自己的體驗中，感覺到這一點，而用這種休養計策，確切地決定了公司的策略方針，並且對於困難的交涉，也能巧妙地處理好，因而獲得了能幹的評語。

聽了他的話，非常的佩服，這是符合導引醫學的理論。已經再三反覆地說明了，導引醫學是要把身心合併成一體的東西。不管頭腦有多好，如果身體疲倦，或患了感冒時，心緒會不好，容易判斷錯誤。講起來，這是很自然的事，我們所謂真理，本來就是這種理所當然的事。

像這位董事長，以自己的體驗，來重新確認這種理論，並運用到自己的工作，使它提高效率。他不把這種尋常的理論忽視，卻更加以活用，此亦是這位董事長高人一等的長處。

現在我們要知道，這位董事長所說的體力是什麼東西？這就是在導引醫學上所說的「精力」。

像這位董事長的情形，要測知他的體力充實狀況，並不是看他的慢步、舉重，或是做操練等，而是在於有重要判斷事情的前一天，是否儘量的休養而言。換句話說，也就是在防止體力無謂的消耗。這樣，翌日身體就不會疲勞，心情也會很爽朗，這就是導引術裏所謂的精力充沛狀態了。

通常所謂的「精力」，都以為是屬於精神方面，其實這是錯誤的，只要施行導引術，就能馬上了解，所謂精力是身心一體的東西。

只要體內的「氣血」流暢，就能成為精力充沛的狀態，當然精神方面也能充滿幹勁。

精神疲勞、肉體疲勞，不管是那一方面，只要疲勞積蓄下來，就會失去元氣，所謂的幹勁也會消失。要消除疲勞的方法，通常都只知道休養。那位董事長也因為不懂導引術，所以只能在重要的會議或工作的前一天晚上，儘量休養，以使身體不存留疲勞的狀態。

依我的看法，這是一種消極性的方法，但是，他能重視「精力」這一點，卻很符合導引術的理論。

相對的，導引術是一種能夠製造精力充沛狀態的積極方法。疲勞存留體內，以致失去元氣，而消失了幹勁的狀態下，施行導引術，使氣血的流通活躍，就能回復幹勁。體內的氣血流通與精神的煥發，是如何的有密切關係，以及心理與身體是如何的成一體，只要施行，即刻能感覺出來。

失去生活意志者是因體內的氣血不流暢

無論做什麼事情，有無自信是一個人能否發揮全力的關鍵。也就是說，面對著某件超出能力範圍的事情，但卻不因此輕言放棄，仍舊充滿信心全力以赴。那所得的成果也將是令人激賞的。

對於人生失去生存意志的人，其根本原因是由於氣血的流通不好，精力衰退的原故。例如失意了，或在事業上受了很大的失敗之後，意志消失。這是因為對於失戀或事業失敗所受的打擊，使精神上感受疲勞，氣血的流通不順，使精力也衰退。過一段時間，這種精神上的疲勞自然回復後，精力也就能回復的。

精力充沛，做任何事都覺得愉快，即使不做什麼，也會有充足感而快樂著。換句話說，生活本身就是件很快樂的事。反過來看，如果精力衰退，做什麼事都不快樂，都會覺得痛苦。做了以前很喜歡做的事，也不感到快樂，如果什麼事都不去做，又會覺得應該做點什麼事才好，於是焦躁苦惱。

不知該做什麼，自己也不知道自己喜歡做什麼，有這種苦惱，就是精力衰退的人。不管任何人並非從開頭就知道喜歡什麼，是各方面都去試試，在這當中，慢慢地發覺自己所喜歡的，也自然地會朝向這一方面。

但是精力衰退的人，總是不想去試試。要試之前，在腦子裏已經反覆地想過，肯定這種事一定不會喜歡，而且即使去做，也因為精力衰退，只能感到痛苦而已，於是變成為了想避免這種痛苦，而無法去喜歡的情況了。

找不到適當的職業，也跟這種道理完全相同。所謂適合自己興趣的工作，也就是對這種工作實際去體驗後，從工作當中體會出其樂趣；有時工作的辛苦也是快樂之一，所以有幹勁，就是表示具備了精力充沛的條件。

想要人生過得快樂，最首要的就是把精力充實，為了精力充實，必須將氣血不暢衰退的原因，以導引術將它除去，要具體的說出某一部位不舒服，是很難說清楚，但總覺得全身不對勁的人，就有必要回復全身的氣力，而練甩手操是最恰當不過的。

關於甩手操，在此稍微一提，這種運動是把兩腳打開站立，兩手向前後擺動極簡單導引術。是民國以後，才創新出來的。

自從民國以來，政治上雖然有著種種的動亂，但在醫學方面，一直想把西方醫學與中國醫學兩方面的長處，歸納起來發展，根據這種方針，而從事流傳於民間療法的收集，當然導引術也是收集的對象之一，但很遺憾的是，到目前為止，還沒有達到導引術完全恢復有系統的階段。

不過，關於導引術的卓越治療效果，在我國也從各種角度上得到重視。

太極拳是從民間收集下來的導引術技藝中取出共通的特徵，配合與每一個人都學會的身體移動，而創出的運動，治療效果很高，從中國經過香港，而遍佈到外國，現在已經在東南亞、美國、加拿大等國家流行著。

容易發脾氣的人肝臟不好

有的人說他身體不壞，精神也很好，但是個性影響了他，使他吃虧。仔細聽聽這個人的話，又詳細觀察這個人的身體，他自己認為是個性上的缺點，其實不然，是從身體的故障而來。

例如，容易發脾氣的人，大部分的情形，都是傷了肝臟。

確實，有的人與生俱來就是容易發脾氣的個性，這樣的人，常常在發脾氣當中，傷到肝臟。反過來，肝臟受傷後，人會變得容易發脾氣。曾經聽說過，很溫順的人，忽然變得容易發脾氣，覺得頗為奇怪時，才知道是犯了肝臟癌。

從導引醫學的理論來講，感情這種東西與內臟都有牽連的關係，感情過多，是生病的起因。其關係是形成，喜＝腎臟、怒＝肝臟、憂＝心臟、悲＝肺臟、笑＝關節、恐＝脾臟、驚＝胃腸。

這種情感，付出過多，會影響到身體的各部門組織及內臟，也因如此而引起疾病。並且身體的各部門組織及內臟引起疾病後，與這些有牽連的感情，就更顯得過多了。

縱然容易發脾氣的人，自己努力想抑止這種情緒，卻沒有把肝臟疾病治好，可見其難度。而膽小的人或做事小心的人，將容易犯脾臟或胃腸的毛病，有笑癖的人容易犯關節炎（風濕症）的疾病。對著各個不同的情況，施行導引術，是最好的克服個性煩惱解決方法。

除了前面所述之外，個性和身體的疾病有相互關係。

例如膽怯的人講話，聲音都很小，如果對方聽不清楚，大聲一點反問時，將增加他的膽怯，於是變得更小聲，這樣習慣小聲講話後，變成了不能大膽表現自己。這與不善於講話是兩回事，有的人雖然不善於講話，不善於表達，但個性豪爽，在人面前能大大方方地表現自己。

通常，我們都重視別人的存在，而自己也被別人所重視，從這種關係當中，得到一種生活的意義。膽怯的人，不能把自己完全表現出來，所以也不容易讓別人完全重視，當然也有只重視別人，就感到滿足的。

但是，如果有人不能以此為滿足，將會感覺到別人怎麼做得那麼快樂，而我自己一點也快樂不起來，禁不住會感到不滿。

為膽怯個性而苦惱的人可先強健喉嚨

當然表現自己方法有很多種，若膽怯個性不善於講話的，可以用另一種方式表達自己，就如把自身所涵有的才能，藉小說或美術等藝術的表現，使大家重視，或者也有雖然不被人重視，但沒有關係，只要以這種形象來表現自己，就能感到快樂和滿足感，如此縱然具有膽怯的個性，一定也能過著快樂的人生！

而今問題在於找不到用這種方法，來過快樂人生的人，他們每天過著寂寞而孤獨的日子，這種人最好施行強健喉嚨的導引術，聲音將會變得容易發出而且宏亮，苦惱也就能消除了。

有的人認為膽怯的個性和說話聲音，並沒有什麼關係，其實想一下，是否有個性膽怯而講話大聲的人呢？當然不可能完全沒有，而那是想把自己的膽小隱藏起來，假裝剛強的人。

從導引術的醫學上來講，這就是在施行著完全能夠把自己的懦弱克服的導引術。能把自己假裝得很大膽勇敢，而滿足於得到表現自己的，這就是實踐導引術的第一步。只是像這樣的人，一看就有虛榮的缺點，稍微遇到挫折即容易陷入絕望狀態。遇到這種情形，要依照前面所述的「損字訣」，將它深奧的意義，領悟活用，自己把自身的心理障礙解除為要。

而且個性懦弱或畏畏縮縮的男性，不少是比較短小的人，這種人是精源的性器沒有充實，當然精力不能湧出來。所以，不先把這種短小的苦惱解決，難免會容易變成畏畏縮縮的個性。如果認為自己是這樣的人，一是要施行治癒短小的方法。

證嚴上人說：「外界的魔不可怕，心中之魔才可畏。」

與懦弱個性同樣，不能使人生過得快樂的人，具憂鬱個性。在第一章敘述過，人一生下來時，都是陽氣、陽神、陽精的東西，隨著年齡的增加，慢慢地變為陰氣、陰神、陰精。憂鬱個性的人，特別有這種傾向。

看到這種樣子的人，可以說一定是從頭頂到腳跟，被陰氣籠罩著。用頭髮蓋住額頭，戴一副銀邊眼鏡，喜歡穿著黑色的衣服。

如果你自己認為是這一類型，下決心把髮型改變一下，眼鏡也換別種，衣服穿鮮艷一點的顏色。

大家都喜歡選擇自己所愛好的衣服穿著，可是一旦穿上，反而會受其影響而不能自拔，如果想改變自己，可以從容易改變的先去改變，這就是導引術的秘訣。

並且憂鬱的人，大部分都是精力衰退的比較多，想變為開朗個性，應該要施行甩手操。

蓄膿症所造成的懼高症、尖銳恐懼症

阻礙人生快樂的另一種原因，就是不安，不安分兩種：一是有理由的不安，一是沒有理由的不安。有問題的就是沒有理由的不安，從導引醫學上來看，其實是身體有問題的不安。

例如，所謂的懼高症，從高處掉下來，誰也會害怕，但是，有的只要想到，就會眼花而引起貧血，根本無法登高，這種事在普通人看來，實在是沒有理由的不安。同樣的，看到尖銳的東西會害怕，就是尖銳恐懼症。

通常，對這種懼高症或尖銳恐懼症，都認為是精神上的症狀，依我自己長年指導導引術的體驗看來，這是因為身體有共通的疾病存在，也就是蓄膿症，而用導引術來治癒蓄膿症，這些恐懼症也會自然治癒。

像這樣，通常認為沒有理由的不安，大部分都是起因於身體本身有病，以致抱有這種不安。

就精神醫學來說，對死亡的不安過於強烈，會成為精神分裂症；對於活下去抱有不安感，會成為憂鬱症。精神分裂症與憂鬱症，所煩惱的方向恰巧相反，兩者無法清楚地區別出來，這也是所謂「人」的緣故。

每一個人都具有對生存下去的不安，和對死亡的不安，雖然沒有被診斷為精神分裂症或憂鬱症那麼嚴重，但由於這種不安，就要尋求能安心活下去的道路。

對於上述最有效的方法，莫過於如何將身心合為一體，以解除苦惱和疾病的導引述了。為甚麼呢？因為為了要安心地活下去，惟一必要的就是健康的身體（是指身心合一的身體）。

道家對於死後的事，不去關心，正如人世之前，到底是怎麼一回事，誰也不會知道，死後也同樣，誰也不知道會變成怎樣，只珍惜在世的這一瞬間，且儘量去充實它，便是道家生存之道。

今天只有一個，是稍縱即逝的，而一天任由它飄然遠去，只有空留滿懷悵然了。因此，請好好把握這一天吧！讓每個日子都轟轟烈烈，而累積每個充實生動的日子，生活將是充滿意義。

有健康的身體就不會產生無理由的不安

瑞士的詩人福斯凱利說：「趁燈火還在燃燒的時候盡情享受人生，趁薔薇尚未凋萎時，摘下艷麗的花朵。」

要充實這轉瞬之間，過著無憂無慮地生活，必須有健康的身體。

財產或地位，是本質上不可靠的東西，在這世界上，沒有一樣東西是不會變的，不管是什麼樣的財產，只要經濟的動亂或時勢的改變，一瞬之間，都可能變為無價值的東西。地位、名譽也是一樣，而且在現實社會裏，擁有財產、地位、名譽的人，是否真正地過著無憂無慮的生活呢？可以說絕不是這樣的。

總而言之，有錢的人、沒有錢的人都一樣，無論發生任何事情時，能工作、養活自己和全家人的健康身體，是安心的依靠。

對死亡的不安，也就是對臨死時痛苦的不安；對身體衰老的感覺，也就是對疾病及老化的不安。

導引術能把這種不安消除的事實，已經在《導引術——治病、美容》裏詳述過。總之，具有不生病、不老化的健康身體，就不會被一些無謂的不安所困惱。

最後，能使人生快樂的唯一依仗，就是安定的財產（健康的身體），而有關如何使他健康的導引術，其深奧意義介紹於後，那就是「逆字訣」。

順行成人，逆行成仙。

壯年之來臨，就是少年之消失。

老年之來臨，就是壯年之消失。

安心過幸福人生的秘訣，意思是要返老還童。

人是從少年、壯年而至老年，但神仙則是長生不老，這是因為他們過著與人相反的生活。

如果施行導引術的技藝，你就會實際感覺到這一點。不論那一種技藝，基本的方法是與通常身體移動的方向相逆而行。如此一來，你可體會出清爽愉快的氣氛，而且也能確實感覺出身體的疾病和老化，漸漸地好轉。逆字訣是從人體上證實出來的道家奧義。

提不起勁來

甩手操是一種極簡單的動作，反覆地做能增進健康，而且能夠把全身的精力充實。講不出所以然，只覺得無精打采，振作不起來的人，奉勸他們能施行這種導引術。

甩手操的特徵，是要從上實下虛，做到上虛下實。因為人的身體，從頭腦開始，重要的內臟都集中在上半身，所以上半身比下半身勞動得多，意識也經常傾向於上半身，這就是上實下虛的狀態。

例如，繼續好幾個鐘頭看書，就會眼睛充血、頭腦昏重。這時會厭倦聽別人說話，也不想用腦思考事情，這就是頭腦變成「實」的狀態。上實的意思，就是上半身全部已經與頭腦沈重的情形一樣狀態了。換句話說，就是上半身裝滿了邪氣的狀態。這種狀態繼續下去，不但頭會昏重，胸部及腹部會煩悶堵塞，兩腳冰冷，如此一來，精神當然會衰退。

如果施行這種甩手操，將能排泄出上半身的邪氣，新鮮的氣血才會繞行全身，也等於是轉換成上虛下實，這樣身體的不快感會消除，精力也會充實。現在把導引術的理論基礎及正確的做法和訣竅介紹於後。

《甩手操》

①上半身和兩腳，正直站立。兩腳打開與肩同寬，兩腿垂直伸長、站立，腳趾尖稍微用力，腳趾要有抓住地面感覺。

②保持這種姿勢，兩手向前後擺動。要向後擺動時，稍微用力，向前擺動時不必用力，順其自然擺動。兩腿要伸直，不能彎曲。眼睛向前看，心中不要產生雜念，在心裏數著數目（不出聲）。

手擺動的次數，最初從二、三百次開始，漸漸地增加次數，最後從一千次到二千次，時間以三十分鐘為單位。

訣竅是「上三下七」，就是說上半身三，下半身七的比例。用下力量，這樣積存在上半身的邪氣容易排泄，也能促進全身的氣血流暢。為了要使這個上三下七的訣竅，完全領悟，將十六項要點，介紹於後。

《上三下七的訣竅》

①放出上半身的力量，肩膀不要用力，極自然地擺動兩手。

②重心放在下半身，為了使重心往下穩住，必須把腳底貼住地面。所以必須脫鞋和襪子，赤著腳。

③頭部要有著掛在半空中的感覺，如同從上面吊起來似的，這是把肩膀放鬆的方法。

④口腔的肌肉鬆弛，也就是，不能把嘴咬緊，但是也並非使它有氣無力的樣子，只要不用力就好。

⑤要使胸中無一物的狀態，就是不要胡思亂想，使上半身變為「虛」。

⑥把背部提高、搖動。

⑦把腰當做運動的軸心。

⑧不要把手肘提得太高。

⑨把手腕放下時，像要甩掉的感覺。

要充實精力的甩手操

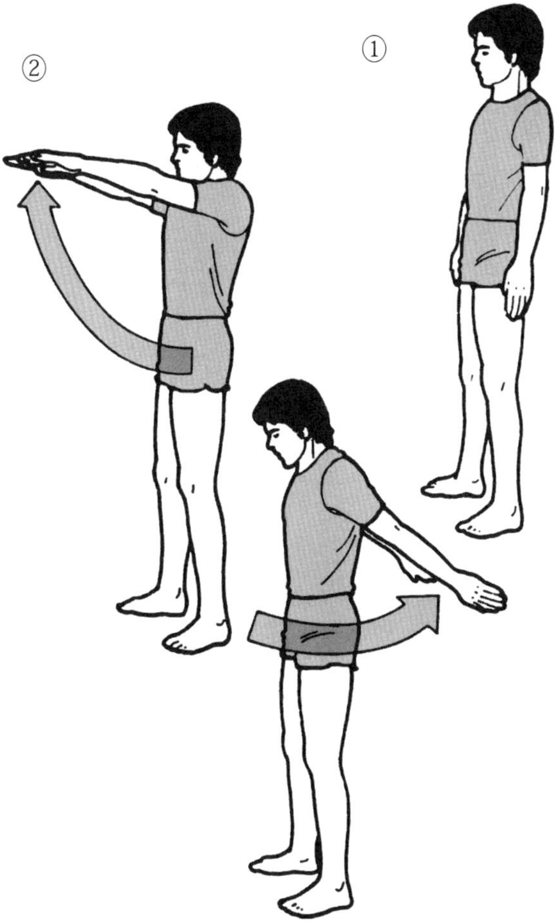

要訣 擺動雙手時，以甩掉障礙的心情去做。

⑩把手當做槳，擺動兩手像在划空氣的感覺。

⑪把力量稍微放在臍下丹田，平常說臍下丹田是在臍下三寸的地方，其實不然，是在從肚臍向體內深入三寸的地方，所以可以當做是在下腹部，把意識稍微集中於此，而做運動。

⑫腿部內側不要用力。甩手操，雖然說是「上虛下實」，把力集中於下半身，但是腿部內側不能加力。

⑬肛門要有往下拉的感覺。

⑭腳跟要像一塊重石，貼在地面。

⑮腳趾有著像要插入地下的感覺。

⑯擺動手時，手背向上，手心向下。

擺動兩手時，像要甩掉障礙的心情去做。甩手操本來就是要使身心充實。

通便不順

每天要保持清爽的心情，快便是其中的一個條件。但是，通常的人要持續這種快便，好像很困難，不少人都會帶有不舒暢的心情。其實，每天都能快便才是自然。為了自然快便，不妨每天晚上睡覺之前，做下面的導引術。

《快便法》

①仰臥，把兩個膝蓋豎起。

②兩手掌互相摩擦保暖後，將其手掌撫摩腹部。不是從衣服外面，而是直接撫摩肌肉。

③撫摩當中，會發覺腹部較硬的部位，在其部位用手掌按住，兩腳伸直，以這種狀態睡眠。

施行這種方法的第二天早上，一定會爽快地通便。有時肋骨凝固，不能舒爽時，也可以用手掌搓擦按摩，筋骨就會輕鬆愉快。

有便秘症的人，常常吝嗇的比較多。什麼東西都寶貴地收藏得很好，不捨得丟棄，心理的問題也是同樣，永遠藏在體內。道家的說法是，當天有什麼不愉快或厭惡的事，或不服氣的事，都要在當天解決。如果不把這些說出來，悶在心裏

快便的方法

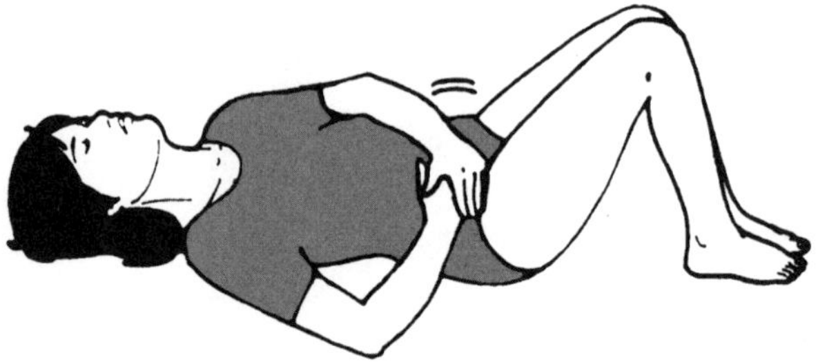

（撫摸）

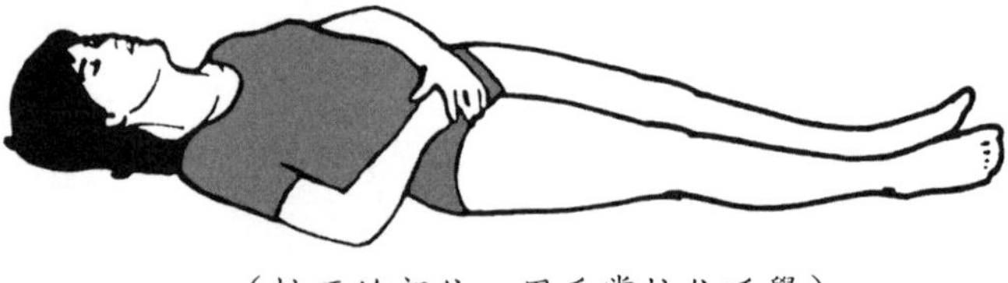

（較硬的部位，用手掌按住睡覺）

要訣 每天晚上，就寢前做。

直到第二天，這種情形反覆繼續下去，就是造成便秘的原因了。

一句也可以，把心裏不滿的事講出來，不是很好嗎?但是為了讓別人對自己有好感的心理作祟，閉口不講，連心理不舒服的原因，也不去追究，可是應該要知道，只要講出來，就能消除障礙，造成便秘原因的吝嗇，也因而改正。

不易入睡

一個人不易入睡，身心都不能安定下來，不容易入睡的人，都較會胡思亂想，傾向於容易擔心的事情。因此，不是睡不著覺，而是未入睡的情形較多。

在快便的那一節講過，有不愉快的事或不滿的事，要在當天講出來，不要繼續悶在心裏，這是最要緊的，這一節要介紹，誰都能迅速入睡的龍的睡眠法。

《龍的睡眠法》

①把枕頭拿開，在脇腹向下橫臥，兩手相合搓擦。

②手掌保暖後，兩手相疊，女性是陰部、男性是陰囊，像要直接抱住樣子，

用兩腿挾住手。

晚上就寢前，在床上做這種方法，心情會清爽，馬上能入睡。

半夜，常常要跑廁所，因而不能入睡的人，是因為膀胱的機能有毛病，所以先把膀胱系統的機能變好的摩擦做好後，再入寢。

《膀胱系統摩擦法》

①仰臥，兩手掌互相搓擦。

②保暖後的手掌，在膀胱系（腿根部上方）摩擦若干次。這種摩擦要直接在肌肉上做。

寒冷也是不能入睡的原因。

以前看過不吃安眠藥不能入睡的女性，但是看看她們的起居間，會覺得有一股寒氣。有的是先生在家不喜歡穿拖鞋，太太在廚房就光著腳做家事。所以她們不能入睡的原因在寒冷，這是很明顯的事。這種情形只要洗坐浴（水泡至腰部）就能簡單的治好，詳細方法，請參照前著。

龍的睡眠法

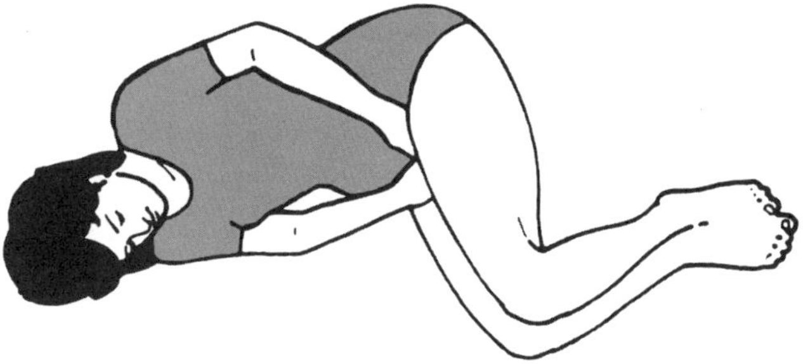

膀胱系統摩擦法

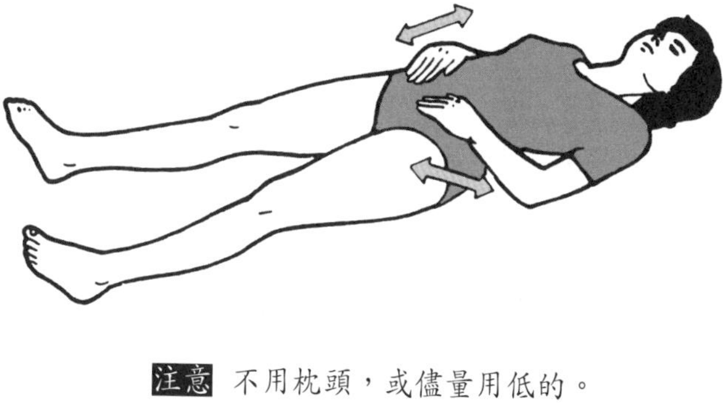

注意　不用枕頭，或儘量用低的。

懼高症

大家認為是精神上的原因引起的，其實不然，不少的例子，其真正原因是身體有疾病。懼高症就是這個典型的例子，而大部分的情形是蓄膿症所引起。

攝影家的楊先生（四十歲）從小就有這種懼高症。稍微爬高一點就會頭暈，嚴重的時候，甚至會引起貧血。職業上的關係，他必須背著相機、往高處爬的機會很多，所以時常感到苦惱。

他的情況是不必爬高，只要低頭，就會頭暈，這是典型的蓄膿症症狀，但是很多患者本身對此並沒有察覺出來，楊先生也是這樣。

從鼻子到眼睛內部，臉頰的副鼻腔發生炎症，膿蓄積起來就是蓄膿症。這種炎症刺激了視神經容易引起頭暈、眼花。特別是低下頭時容易引起。爬到高處時，每個人都喜歡往下看，但是往下看，因為有蓄膿症的關係，身體會成為不安定的狀態。這種生理上的原因，加上精神上的因素，就引起了懼高症。

看到尖銳的東西，引起頭暈的尖銳恐懼症也是一樣，發炎而引起過敏現象的視神經，看到尖銳的東西，懷疑是否會刺到眼睛，受了這種精神上恐懼的刺激，而引起了頭暈。

懼高症及尖銳恐懼症，只要施行治癒蓄膿症的鼻子洗淨方法，就能獲得安定感而治癒。

楊先生，施行了鼻子洗淨方法後，過三個星期，血膿流出來，這樣持續了一個月，膿流盡後，就不再有頭暈的情形發生。

《鼻子洗淨法》

①鼻子的兩側，用中指上下摩擦十八次。

②鼻子的左孔，用左手的食指壓住，用右手掌撈水，往右孔倒進，從口流出，這樣做三次。

③用同樣方法，把水往左孔倒進，從口流出。一樣做三次。

這個方法，早晚各做二次。

鼻子洗淨方法

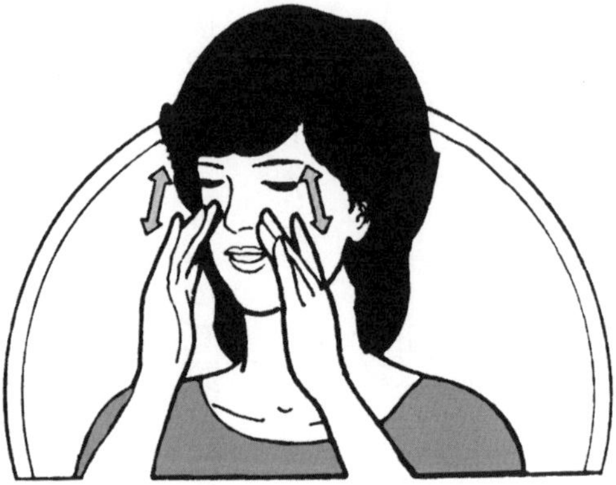

（摩擦鼻子兩側）

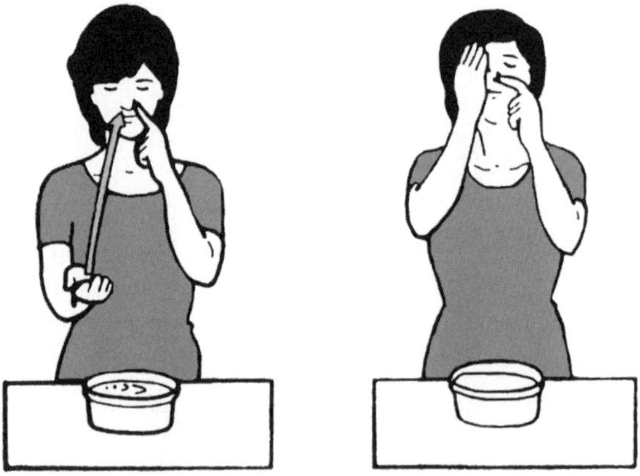

（鼻子通水）

要訣 外出回來後，最好施行。

懦弱、膽小

有不少人由於膽怯，想說的話連半句都講不出來；被人拜託，不敢推辭；與人交涉，不敢言明立場，時常順著對方的意見，如此的膽怯，常常要吃虧。

膽怯的原因，正如前面所講的，口臭、體臭等自身體內的煩惱，及正想講出來就變得口吃等情形，雖然有各種因素，但大部分的原因是身體的某一部分不調，引起身體整個的氣力衰退所致。

這種肉體上的煩惱，用導引術來解除，製造精力充實的身體，那麼，膽小的毛病自然會好起來。

這種膽小人的共通毛病是喉嚨非常的衰弱，仔細看看這些人的脖子，會有一條條的浮筋。喉嚨衰弱，在當眾面前對於清楚地講話，常覺得很痛苦，因此就會漸漸地變成膽怯了。

想要斷絕這種惡性循環，就要施行下面介紹的強壯喉嚨方法，使聲音容易發出。

強壯喉嚨的方法

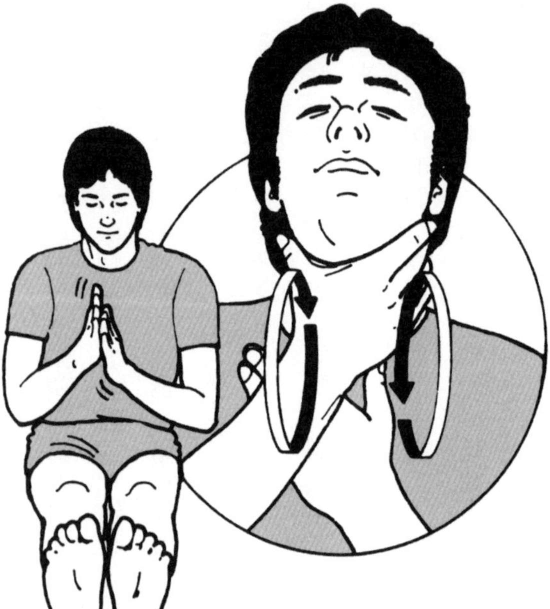

要訣 要向下撫摸時，下巴稍微抬高，好像要突出來似的。

《強壯喉嚨法》

①坐好，輕輕閉上眼睛，兩手摩擦溫暖。

②從下巴到喉嚨，用兩手交互向下撫摸。

這種方法，一天做五次以上，自然講話聲音會變大而且清楚，在當眾面前也不會膽怯，怯縮的毛病也會消除了。

還有，剛開始時，喉嚨會有刺痛的感覺，或者是會咳嗽、吐痰等，但繼續做一個月就會停止，而且這種方法對容易感冒的人，也很有效。

頑固

要人生過得愉快，從道家的思想來講，是要與自然成為一體。放棄一切的我執（障礙），順其自然地生活，才是最佳的生活方式。

但是在這世界中，有些人卻把人生過得愉快這件事，自願地放棄。固執而不能接納別人意見的，就是這種典型的人。像這樣的人，大部分都被自己的想法所控制，這樣一來，會與周圍的人增加一層多餘的摩擦，不愉快的事情也相對地增加。

通常，不能接納別人意見的，仔細看看他們的耳朵，都沒有張力的樣子，或是有如貼在側頭部的比較多。不想聽別人意見的意念，使耳朵消失張力，而傾向側頭部。順其自然地想成為聽聽別人意見的，必須把這種耳形改變，就要施行下面的方法。

《耳形變佳法》

①兩個耳朵，用兩手的手指掐住，向橫拉。

②兩個耳垂，用兩手的手指掐住，向下拉。

這種方法時常記在心裏去做，漸漸地耳朵的形狀會轉佳，別人的意見也能和氣地接受。一流公司的主管，可說是都有漂亮的耳朵，這也是肯接納別人意見的象徵之一。從古就有耳福這句話，耳朵的形狀能變好，人生也一樣會改變。

還有，耳朵集中著直接連結身體各部分的孔道，碰到耳朵，或是拉一下耳朵，有的人會感到疼痛或不舒服，這就證明身體有疾病。

耳形變佳法

①

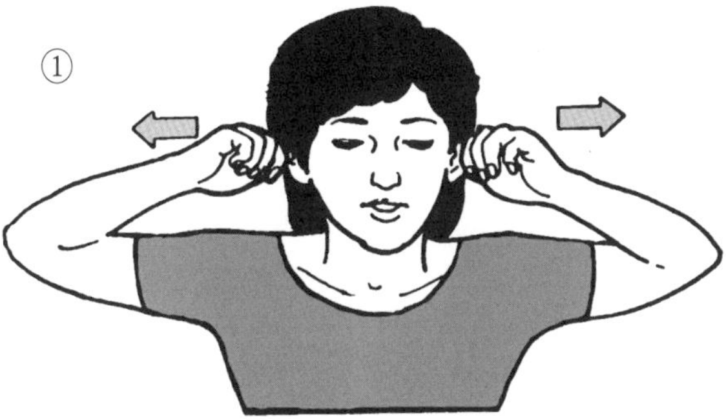

②

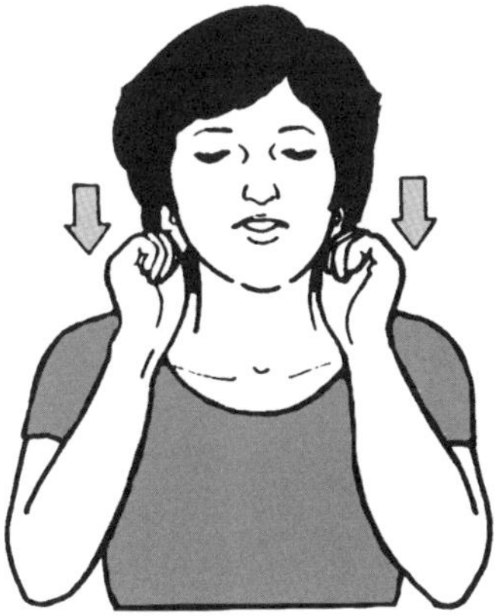

注意　施行這種方法，耳朵感到疼痛或不舒服時，就證明身體有失調處。

因此，施行這種方法，就能刺激那些孔道，特別是腎臟衰弱的人，有治癒的效果。

喜歡嫉妒、發牢騷

喜歡牢騷的個性及嫉妒心強的人，比起別人會有更多的不愉快，所以，想要過愉快的人生就必須把這種個性改變，這就要施行導引術中取腮的方法。

喜歡發牢騷和嫉妒心強的人，可以說是腮部擴大的。時常心裏懷著不服氣，就會在顎上用力，自然腮部會張大。

導引術裏，就叫做顎上生邪骨（邪氣凝固）。這樣會養成咬緊牙根思考的習慣。如果施行取腮的方法，就可以把顎上的力量消除，換句話說，想法將會改變。經過一、二個月，張大的邪骨會消失，長相會變得和善，而且不會再抱怨別人，也不會嫉妒別人。

還有，為什麼邪骨會消失呢？是因為骨是血做出來的。施行導引術血液會乾淨，那麼骨頭也就會改變。

去腮法

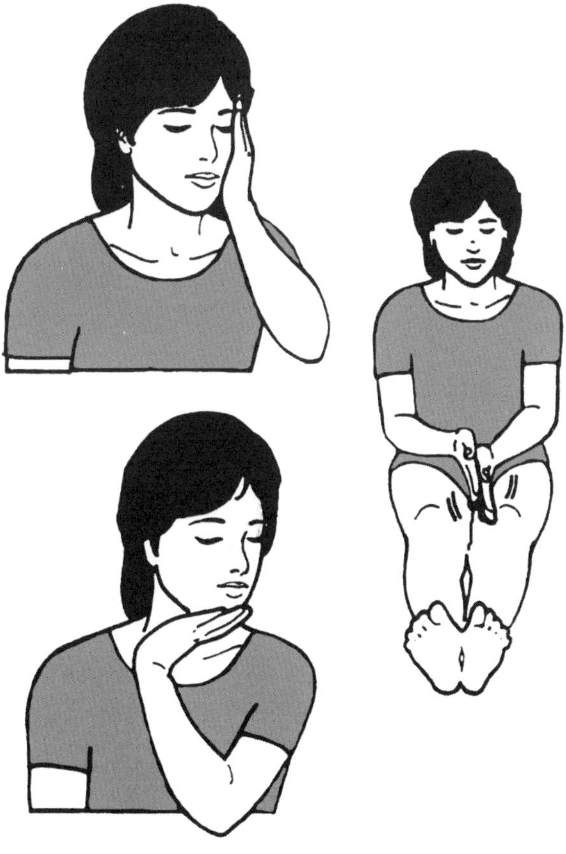

注意　可以坐在椅子上做。

《去腮法》

①坐下來，輕輕閉上眼睛，兩手掌互相摩擦保暖。

②從右耳的下面開始到臉中央的下巴，用右手掌向下撫摩十八次。

③同樣方法，用左手掌向下撫摩左耳到下巴十八次。

會抱怨的人，大多是認為只有自己運氣不好而吃虧，看到別人的一切都以為很好，有了這種嫉妒心，就會抱怨一切事情。

人難免都有嫉妒心，不過是程度的問題，每一件事都被嫉妒心控制，會積存緊張的心理，容易引起疾病，自己認為有這種情形的人，奉勸施行去腮法。

死腦筋的人

很認真、很老實，從個性上來講，都認為絕不是一件壞事，但與周圍的人不合，始終感到不愉快的人不在少數，像這種吃虧的個性，當然用導引術能治好的。不過，並非說要把認真的個性改變成不認真、不老實，這種人自己深信，自己是正確的，而這種信念就是他苦惱的原因，這一點自身沒有察覺出來，要治療這種過於自信的身體，就是導引術。

那麼容易產生堅信不疑的身體，更具體的講，是肩膀充滿著力氣，為了堅信不疑，思考缺乏柔和性，所以身體也變成同樣缺乏柔和性。

如果你的周圍有像「金剛頑石」，不通情理的頑固人，打聽一下就知道，這種人不例外的，一定是被肩膀痠硬所煩惱，這種肩膀痠硬，可以用《導引術——治病、美容》，所介紹的方法去施行，就會治好。

在這裏要介紹的，是使肩膀不會痠硬的方法，換句話說，就是不會產生深信不疑的身體的方法，也就是要消除肩膀的力氣。在介紹之前，先介紹一個想要換職業的沈小姐例子。

沈小姐是高爾夫球場的「球童」，在職業上，客人把球打進第一洞時，會送給她禮物，大部分的「球童」遇到這種情形時，都會很高興的去接受，但是沈小姐，對於這種事情認為很受不了，好像被輕視的感覺。

她的理由是，已經領了工作的報酬、薪水了，就不應該接受其他的東西。我就問她，客人是否有要求改打球的得分為條件，她很憤然地否認。那麼這也並沒有做什麼壞事啊！很自然地去接受禮物就好啦。但是她執拗地搖頭說：「不能接受的東西，就是不能接受。」

我就講了《老殘遊記》中的一則故事給她聽，內容是敘述一個官吏，以他的認真老實過了一輩子，年老退休後，回顧自己的這一生，反省從來沒有接受過別人賄賂的情形。

大家會認為為什麼需要反省，那是因為這個老人，自己有著過度的潔癖，於是發生疑問。亦即常常使工作遭受阻礙，或讓很多的人受到困擾等，這些都是由於自己頑固的態度所造成的。

當然，中國古時認為向官吏贈送禮物很正常，但是不能適用於現代。當然很多人都會認為「老實」在任何時代都一樣是一種美德。

但是過於老實，就會變成我執（障礙），對於人際關係處理得不好，將發生煩惱、痛苦，那就有成問題了。這樣，就遠離每天過快樂生活的狀態，但也不是說，勸大家過安逸妥協的生活，如果違背自己意志的妥協，人生也未必過得快樂。為了生活得清高正直，而獨自努力，樂此不疲，那就無話可說了。

然而就有些像沈小姐的，產生苦惱而厭倦自己的工作，這就是陷於自認為自己很清高的「深信不疑」。

遇到像沈小姐的這種情形來說，客人贈送的東西，並不是賄賂。「謝謝」一聲，很自然地接受就沒有問題，但沈小姐不但沒有接受，反而傷了客人的自尊，而自己也厭倦了這份工作。這就是什麼事都以為自己非常清高，亦是「深信不疑」太強的緣故。

這位沈小姐後來察覺到這種「深信不疑」，使得她生活過得很不愉快，於是以導引術治好身體，現在在公司裏人緣很好，並且升為會計小姐了。

《肩膀鬆落法》

①盤腿坐好，輕輕閉上眼睛。

②一面從鼻子吸氣，一面把兩肩抬高到恰好脖子能縮進裏面。

③呼吸感到困難時，放鬆肩膀，把抬高的兩肩突然放下。

肩膀鬆落的方法

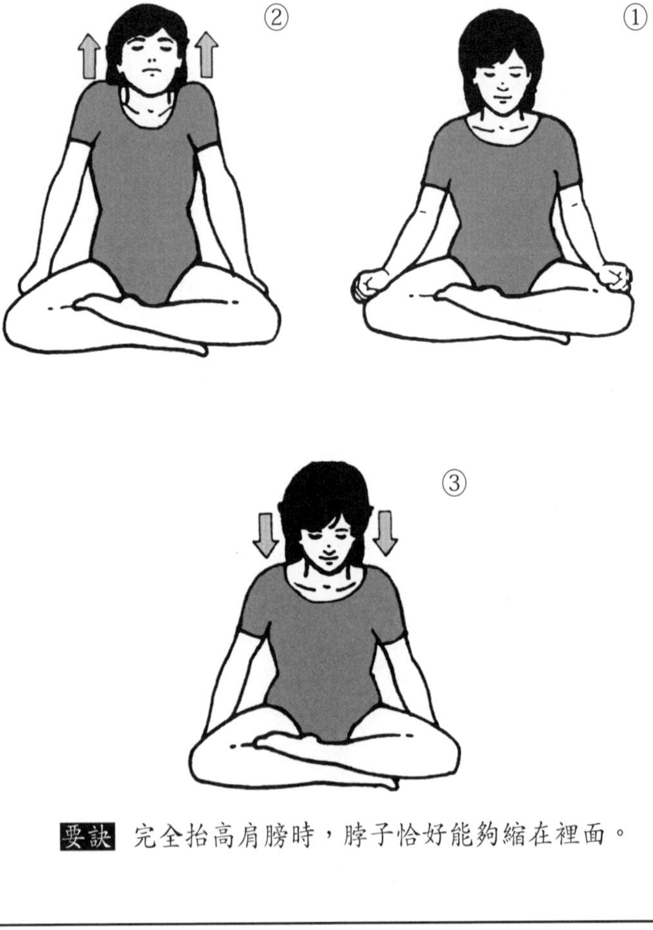

要訣 完全抬高肩膀時，脖子恰好能夠縮在裡面。

以上的方法要反覆做九次。

很自傲而與人相處不好的人，施行這種方法，持續一個月後，會很輕快地與人相處。

而且這種方法對於肩膀痠軟也很有效，把肩膀積存的邪氣，以及使生活過得不愉快的「深信不疑」一起吐出來。

漠然不安

講不出所以然，總是感到有著漠然的不安，卻不能從這種不安消除的人，不在少數。不用說，這種狀態的人，每天都不能過愉快的日子。

要消除這種不安感，只要施行心臟服氣法就好。所謂心臟服氣法，是強壯心臟的一種方法。為什麼推行這種方法？我們仔細想一想，被不安襲擊時的身體狀態就知道非常不安時，心臟一定是「碰、碰」的跳，如果把這心悸安定下來，不安感就會消失。

《心臟服氣法》

①仰臥、閉上眼睛、呼吸。

②其次左側向下橫臥，左手大拇指向內輕輕握住，用右手掌壓住肚臍。

③以這種姿勢，一面從鼻子慢慢吸氣，一面左腳彎曲成「<」形。

④感覺難過時，停止吸氣，改成一面從口吐氣，一面將彎曲的左腳伸直。以上做三次。

⑤把身體的方向改變，右側向下橫臥。②～④同樣用相反側的手腳去做，同樣反覆三次。

被不安感襲擊時，施行這種方法就可以，平常早晚都做這種方法，可以預防心臟病和心臟老化，而且把心臟保護得很強壯時，會減少隨時感到不安的情形。

當然，不可能這樣就可以把不安的原因完全斷絕，因為在人生的過程當中，明天會發生什麼事，誰也料想不到的，這種未知的原因引起了不安，對於將來無法預先測知，不過對於危險，有時多少會有預感。

心臟服氣法

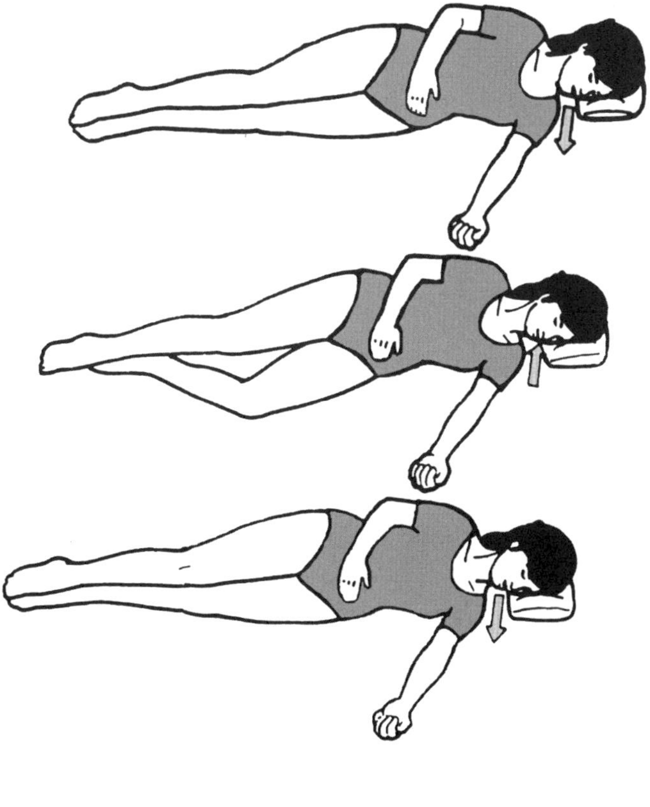

要訣 腳的彎曲、伸直的動作，儘量緩慢地做。

例如墜機事件發生後，常常聽到，本來是預定要乘這班飛機的，但是不知怎麼，不想坐這班飛機，而改坐下一班，或是不出去旅行了。像這種情形，用科學是沒有辦法說明其理由，平常都以巧合來解釋。

其實，動物具有這種預知危險的能力，如「蜘蛛重新結網就會起大風」，或是「老鼠不在家就會有火災」，古時就有這些傳說，這些都顯示動物有著預知危險的能力。

人類也具備有這種能力，只是人類受文明的影響，身心與自然形成較遠的距離，所以這種能力衰退了。如果讓身心接近自然的狀態，這種預知能力就會回復，導引術就是要使人返回自然狀態的方法。長年繼續實踐，預知能力也會發達起來。

這是簡單而每一個人都能夠做到的事，是把人類與生俱來的預知能力，將它直接確認的一種方法。當感到有一股莫名的不安時，希望施行這種方法。雖不能預知危險的內容，但能預知有危險，就能加以注意而避過危險。

如果懂得這種方法，就不會產生無謂的不安。還有要坐飛機或其他車船以

三脈法

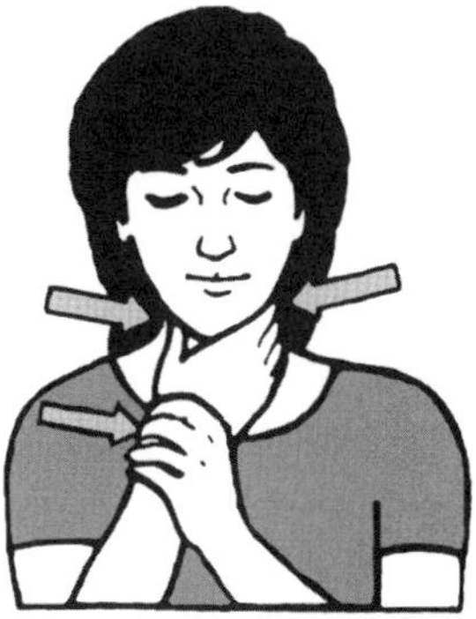

注意　手腕和下巴下面三點的脈搏不一致，要特別注意身邊的安全。

前，先行這種方法是不會錯的。

《三脈法》

①以右手按住左手的脈搏。兩手互換也可以。

②以左手的大拇指和食指，按住下巴下面的脈搏。

③以這種狀態同時看三點脈搏，這時如果三處的脈搏跳動一致，就是安全。如果不一致，就表示身邊有危險逼近，最好不要出去旅行，而且要注意身邊的一切事情。

實踐導引術時的注意事項

要實踐導引術的方法，至少要遵守下面十五項注意事項，這是呼吸法的重點分成四大類別，在施行方法之前，在施行方法當中，在施行方法之後，都能簡單地做到。

特別是呼吸法的重點，這與所有方法共通，可以說訣竅當中的訣竅。導引術的特色，在於正確的呼吸法，加上恰當的身體移動，只有這兩個同時施行，才能發揮超然的效果。

《呼吸法的重點》

①所有的呼吸，都是從鼻子吸入，從口吐出，吸氣時，嘴巴要閉住。為了要把新鮮的氣充分吸進體內，在吐氣時要有訣竅，即是把氣完全吐盡，則吸氣時，空氣自然會流入。

②隨著動作吐氣時，要配合其動作結束時，氣也剛好吐盡。

③同時要伴隨呼吸法做的導引術，原則上都要閉上眼睛，但也有張開眼睛做的，遇到這種情形，要遵從指示。

※導引術是非常重視呼吸的方法，這三項重點，不只是在施行方法時，平常生活中也希望能注意到。現代人身體的不調適，都是由於做了錯誤的呼吸法。

《進行方法前的注意事項》

④把窗戶打開，更換屋子裏的空氣。最好是把窗戶打開著，冬天把窗戶關好，以使屋子裏儘量保暖。

⑤服裝方面，不要緊貼在身上，要能夠自由活動的。睡衣或汗衫也可以。還有手錶、眼鏡、隱形眼鏡、項鍊等，隨身用具都要拿下來，連鞋襪都要脫掉，一定要赤腳。

⑥伴隨呼吸法做的導引術，要在空腹時做，飯後要隔二小時以上才可以做，還有一天不可做三次以上。

⑦喝啤酒或其他酒類後，要等酒精消退後才能施行。

⑧洗澡後，要等到全身的熱氣消退後才能做，最快也要等二十分鐘以後。

⑨曾經動過手術的人，施行的方法有時會不同，所以要遵照指示去做。

※第⑤要用赤腳去做，是因為腳底是邪氣的出口地方。

※第⑨的注意事項，是怕會有危險，所以必須遵守。其他也有懷孕中或是月經來潮時，不能做的方法，必須各自遵守指示。

《進行方法時的注意事項》

⑩閉上眼睛，把肩膀的力氣鬆落，順其自然地保持平和的心情。

⑪為了要把體內的髒氣放出，必須把氣完全吐盡，這種動作起碼要做一次，然後再做其他的方法。

⑫要做這些方法的時候，絕對不能勉強，要以輕鬆的心情去做，才能使身體的不協調或疾病治好。例如：不能照指示的次數去做，就照認為適合自己身體的次數去做就好。

⑬要做摩擦身體的導引術時，先兩手在火爐上保暖後，再互相摩擦。還有，

要摩擦身體時，不是從衣服上面，而是直接在肌膚上摩擦。並且以摩擦四、五次，局部就會暖和程度的力量去做。

不要用敷衍了事的態度去做，而是要抱著治好身體的決心，認真去做才是上策。

《做完後的注意事項》

⑭在進行導引術當中所流的汗水，要用乾的毛巾擦拭。可是腳底和脖子，因為有邪氣跑出來，所以要用濕的毛巾擦拭乾淨。

⑮施行這些方法後，不要馬上洗澡，好不容易做成的效果會消失的，至少要隔十分鐘以後再洗。

《導引術帶給我們的生活啟示》⑤

向西的廁所是疾病的溫床

臺灣氣候的特色是夏天氣溫高而潮濕，以前的人考慮到這種水土關係，所以設計了很合理的房屋來居住。例如冬暖夏涼的倉庫，為了防止濕氣，鋪設很高的地板，可以說這些都是先人們智慧的結晶。

不過想把這些竅門應用到現代的居屋，會受到種種的限制，但只有一件事，從導引醫學上來說，必須遵守廁所絕對不能造在向西的一面。

這當然不是在講風水的方位。西曬的房間，夏天非常的熱，同樣向西的廁所，一天的日射時間很長，即使用水沖，臭氣也容易飄出來，像這樣髒的空氣進入體內後，將直接變成邪氣，尤其是女性。下面二點可以知道，向西的廁所容易有壞影響。

第一、女性的性器不宜直接受日光的照射，而向西的廁所，等於間接地受到日光照射的狀態。

第二、女性的性器—膣，也是在呼吸，所以女性不只是從嘴巴，也從膣呼吸著廁所裏瀰漫的邪氣。

像這樣，向西的廁所，對於女性來講，是造成疾病的溫床，最好能把它重新改造，如果，可裝一個堅固的換氣孔，遮住窗戶，或者在窗外種植樹木，以遮住陽光。

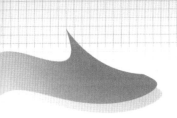

歡迎至本公司購買書籍

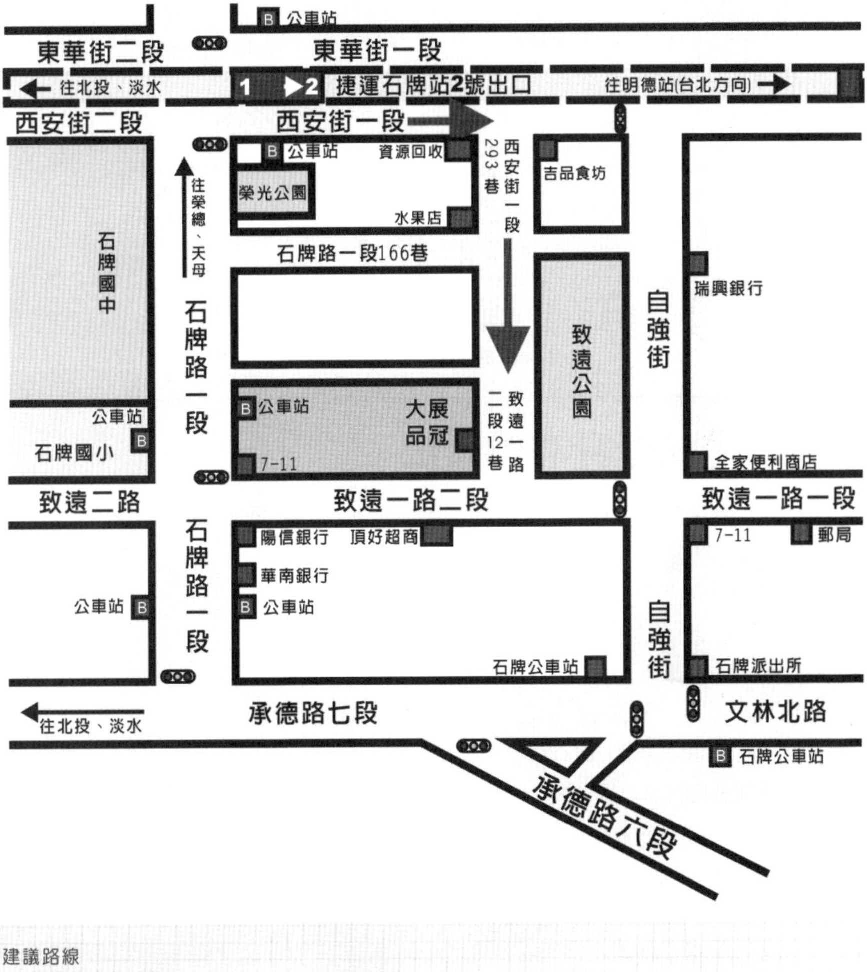

建議路線

1.搭乘捷運．公車

淡水線石牌站下車，由石牌捷運站２號出口出站(出站後靠右邊)，沿著捷運高架往台北方向走(往明德站方向)，其街名為西安街，約走100公尺(勿超過紅綠燈)，由西安街一段293巷進來(巷口有一公車站牌，站名為自強街口)，本公司位於致遠公園對面。搭公車者請於石牌站(石牌派出所)下車，走進自強街，遇致遠路口左轉，右手邊第一條巷子即為本社位置。

2.自行開車或騎車

由承德路接石牌路，看到陽信銀行右轉，此條即為致遠一路二段，在遇到自強街(紅綠燈)前的巷子(致遠公園)左轉，即可看到本公司招牌。

國家圖書館出版品預行編目資料

導引術之身心健康法／陳成玉　編譯　陸　明　整理
——初版——臺北市，品冠文化，2015［民104.01］
面；21公分——（壽世養生；18）
ISBN 978-986-5734-15-2（平裝）
1.導引　2.養生
413.94　　103022619

導引術之身心健康法

編譯者／陳　成　玉
整　理／陸　　明
發行人／蔡　孟　甫
出版者／品冠文化出版社
社　址／台北市北投區（石牌）致遠一路2段12巷1號
電　話／（02）28233123・28236031・28236033
傳　真／（02）28272069
郵政劃撥／19346241
網　址／www.dah-jaan.com.tw
E-mail／service@dah-jaan.com.tw
登記證／北市建一字第227242號
承印者／傳興印刷有限公司
裝　訂／承安裝訂有限公司
排版者／千兵企業有限公司
初版1刷／2015年（民104年）1月

定　價／220元

大展好書　好書大展
品嘗好書　冠群可期

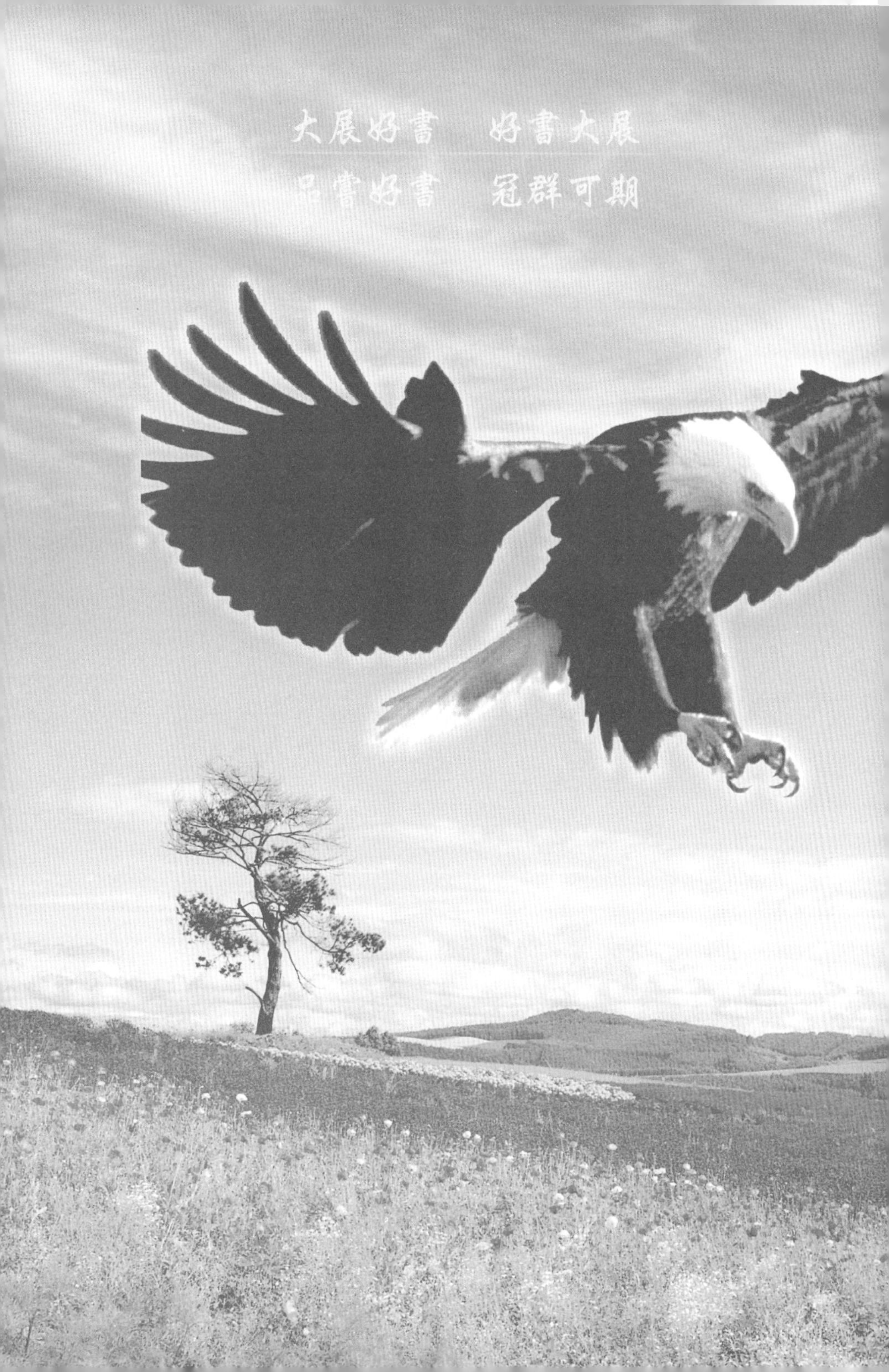
大展好書　好書大展
品嘗好書　冠群可期